Amlan Mishra

Manual de Farmácia Hospitalar e Clínica

Amlan Mishra

Manual de Farmácia Hospitalar e Clínica

Livro de referência de Farmácia Hospitalar e Clínica

ScienciaScripts

Imprint

Any brand names and product names mentioned in this book are subject to trademark, brand or patent protection and are trademarks or registered trademarks of their respective holders. The use of brand names, product names, common names, trade names, product descriptions etc. even without a particular marking in this work is in no way to be construed to mean that such names may be regarded as unrestricted in respect of trademark and brand protection legislation and could thus be used by anyone.

Cover image: www.ingimage.com

This book is a translation from the original published under ISBN 978-3-659-80001-6.

Publisher:
Sciencia Scripts
is a trademark of
Dodo Books Indian Ocean Ltd. and OmniScriptum S.R.L Publishing group
Str. Armeneasca 28/1, office 1, Chisinau-2012, Republic of Moldova, Europe
Printed at: see last page
ISBN: 978-620-5-29966-1

ÍNDICE

CAPÍTULO 1

1. Hospital- Organização

Os hospitais oferecem várias instalações aos pacientes juntamente com as suas instalações de diagnóstico e cirúrgicas. Agora um dia, ferramentas como raios X, ultra-sons, E.C.G. etc. tornaram-se parte integrante dos hospitais começaram a fornecer não só tratamentos terapêuticos mas também a focar os aspectos preventivos.

Definição de Hospital

O hospital pode ser definido como uma instituição de saúde comunitária ou uma organização complexa especializada que recorre a médicos, cirurgiões e equipas de pessoal técnico. Também fornece instalações para diagnóstico, terapia, reabilitação, prevenção, educação e investigação. Os hospitais têm de continuar a ser uma instituição orientada para o cliente, uma vez que se destina a eles.

FUNÇÕES DE UM HOSPITAL MODERNO

1. Aumentar a qualidade do direito e os padrões gerais da prática médica.
2. Fornecer os meios e métodos pelos quais as pessoas podem trabalhar em grupo com os cuidados do hospital, departamento, paciente e comunidade.
3. Diminui a incidência de doenças através da detecção e tratamento precoces.
4. Estimar as necessidades de instalações, fornecimentos e equipamento e depois utilizar estas instalações para avaliação, manutenção e controlo.
5. Fornece uma ligação comum entre o público em geral e os decisores políticos.
6. Estimar as necessidades dos departamentos e recomendar várias políticas e procedimentos para manter pessoal adequado e competente.
7. Estimula o crescimento da ciência médica, através da qual médicos e enfermeiros recebem a sua formação em grandes hospitais de ensino.
8. Desenvolver e manter um sistema eficaz de n registos e relatórios clínicos e administrativos.
9. Participar no plano financeiro para o funcionamento do hospital.
10. Proporcionar facilidades para a educação contínua de todas as pessoas.
11. Para participar e pôr em prática, os programas de segurança do hospital.

Iniciar e utilizar e participar em projectos de investigação concebidos para a melhoria dos cuidados aos doentes e outros serviços hospitalares.

CLASSIFICAÇÃO DOS HOSPITAIS

Tipo - 1. numa base clínica
Tipo -2. com base no tamanho.

1. **Grandes** camas de **hospitais de** 1000 ou mais camas.
2. **Hospitais médios** com camas entre 500-1000.
3. **Pequenos hospitais** camas entre 100-500.
4. Hospitais muito pequenos, camas com menos de 100 camas.

Tipo - 3. com base no Custo

1. Hospitais de elite: estes são símbolos de alta tecnologia e avanços nas ciências médicas. Têm salas de luxo equipadas com TV, telefones e frigoríficos. As tarifas dos quartos variam entre Rs. 1500 e 2000 por dia. Por conseguinte, são chamados hospitais de cinco estrelas. Estas instituições de elite têm provisão para algumas pessoas pobres para o tratamento e estadia.

2. Hospitais de orçamento: Estes hospitais são destinados a pessoas de orçamento moderado e de baixo orçamento, por exemplo, hospitais civis e hospitais caritativos.

Tipo - 4. Com base na medicina do sistema

1. Hospitais alopáticos
2. Hospitais ayurvédicos
3. Hospitais homeopáticos
4. Hospitais Unani

ORGANISAÇÃO DE HOSPITAIS

A organização é um processo dinâmico em que várias actividades de gestão reúnem as pessoas e as unem para esta realização de objectivos comuns ou metas comuns. O bot mais importante de qualquer hospital é o órgão de direcção ou conselho de administração ou conselho de administração. É composto por várias personalidades eminentes no campo da educação médica, investigação e administração. Pode também incluir políticos. O órgão directivo é responsável pela elaboração de todas as principais políticas, planos e programas de qualquer hospital. Vários comités são nomeados pelo órgão directivo. Nomeia um administrador do hospital para desempenhar as várias funções como serviços clínicos, serviços de enfermagem, serviços de farmácia, etc. É feita uma revisão detalhada destes serviços executados por qualquer organização, tal como se encontra previsto.

1. **Serviços de enfermagem:** este departamento é a maior e uma parte importante de qualquer hospital, uma vez que funciona durante todas as 24 horas. Os enfermeiros recebem um novo número específico de camas. Os enfermeiros têm de dar atenção pessoal aos pacientes. São formados para cuidados pré-natais, observação; conforto do paciente durante o parto, etc. O director de enfermagem é o responsável pelos serviços de enfermagem.

2. **Serviços ambulatoriais**: os serviços ambulatoriais incluem o conforto para os pacientes ambulatoriais à medida que vêm para a sua doença maior ou menor. Estes serviços tornam o hospital verdadeiramente uma instituição comunitária. O hospital deve fornecer serviços de diagnóstico, prevenção e curativos aos pacientes externos.

3. **Serviços radiológicos**: estes serviços são realizados sob a direcção de um radiologista competente. Inclui a utilização de vários equipamentos como sonografia, raio-X, E.C.G., C.T. scan, etc. radiologista chefe assistido por vários técnicos.

4. **Serviços de abastecimento central**: todos os serviços de abastecimento médico e cirúrgico destinam-se ao diagnóstico, tratamento, prevenção, investigação e educação. Implica a sua recolha, processamento, armazenamento e emissão contra uma forma de travessão. Pessoal qualificado e qualificado é responsável pela sua manutenção.

5. **Serviços de farmácia hospitalar**: controla a operação da farmácia em qualquer hospital. Este departamento preenche a receita e dispensa o número de requisições das enfermarias. As suas funções começam com a aquisição de medicamentos e terminam com a sua distribuição a doentes ambulatórios e hospitalares. É responsável pela entrega adequada de medicamentos, sistema de informação, armazenamento de medicamentos, fabrico e esterilização, e por aconselhar o médico sobre o uso de medicamentos.

6. **Registos médicos**: Os registos médicos são material de referência valioso, uma vez que ajudam o pessoal médico e paramédico na sua avaliação. São também utilizados para o ensino, formação e

investigação. Contêm história do paciente, relatórios de testes laboratoriais, exames físicos, conselhos médicos, etc. Por conseguinte, deve ter-se em mente armazená-los adequadamente para que sejam acessíveis quando necessário.

7. **Lojas:** as lojas geralmente recebem, armazenam e emitem o material contra formas de requisição de vários departamentos e alas. Sendo o hospital uma grande organização tem muitas lojas como lojas médicas, lojas de artigos gerais, lojas cirúrgicas, etc. elas mantêm sempre um stock tampão de certos artigos e os medicamentos salva-vidas são sempre disponibilizados nas lojas.

Para além dos serviços acima mencionados dos hospitais, também prestam serviços dietéticos, lavandaria, transporte, mortuário, biblioteca, etc., para todos os benefícios e cuidados aos doentes.

GESTÃO DE UM HOSPITAL

Hoje em dia, a gestão é um processo de planeamento, organização, pessoal ou controlo de qualquer organização. Os princípios de gestão são sempre os mesmos quer se trate de uma escola, clube, hospital ou qualquer outra instituição. O hospital é uma organização muito complexa. Precisa da aplicação de conceitos e técnicas de gestão. A ênfase deve ser dada à gestão do material. A gestão financeira, gestão de recursos humanos, gestão de marketing e aplicação informática são os outros aspectos.

Objectivos da gestão de material

1. Desenvolver um sistema de abastecimento em que haverá um stock adequado de artigos necessários ao mesmo tempo, não deve ser demasiado em quantidade para evitar desperdícios. Deve ser armazenado de modo a que um item possa ser facilmente rastreável ou obtenível e distribuído facilmente de acordo com a sua utilização.
2. Para assegurar que os recursos disponíveis são utilizados da forma mais eficaz e que os medicamentos para loja devem ser comprados ao preço mais económico.

Procedimento: para alcançar estes objectivos pode ser utilizado o procedimento seguinte:

1. Para determinar as categorias de stock necessárias, estimar a quantidade e a qualidade de cada item.
2. Para obter o artigo de boa qualidade de várias fontes, um preço mais económico.
3. Receber os artigos de acordo com a qualidade e quantidade especificadas e os pagamentos efectuados regularmente.
4. Os artigos recebidos são armazenados correctamente, de modo a evitar a deterioração durante o armazenamento.
5. Desenvolver um bom controlo sobre o inventário.
6. Desenvolver um sistema adequado de distribuição de drogas.

Gestão de lojas

É a função de recepção, armazenamento e emissão de material. O material hospitalar requer um enorme investimento. É portanto necessário assegurar a precisão, preservação e segurança dos materiais em todas as fases da gestão do armazém. O essencial básico da gestão de compras é a qualidade certa, o preço certo, a quantidade certa e a entrega certa.

Funções das Lojas

Uma filial de uma loja é geralmente responsável pelas seguintes funções:

1. Recepção de lojas: para receber, verificar e inspeccionar todos os fornecimentos.
2. Armazenamento: armazenar adequadamente todo o material para evitar danos e roubos.

3. Emissão de materiais: para emitir materiais contra a sua requisição.
4. Documentação: para manter registos precisos dos materiais recebidos, emitidos e armazenados.

Objectivo da Gestão de Controlo de Inventário

1. Reduzir o investimento em inventários que não são necessários.
2. Para minimizar o desperdício de tempo, evitando a situação de "esgotamento do stock".

Estão disponíveis números de técnicas de controlo de inventário de controlo de inventário:

1. Análise ABC.
2. Codificação e padronização.
3. Determinação de quantidades de reordenamento com especial atenção às existências EOQ-Minimum-Maximum.
4. Estudo do ciclo de vida de cada item.

FARMÁCIA HOSPITALAR

A Farmácia Hospitalar é um dos departamentos mais importantes entre vários departamentos de um hospital. A farmácia hospitalar pode ser definida como o departamento do hospital que trata da aquisição, armazenamento, composição, distribuição, fabrico, testes, embalagem e distribuição de medicamentos. Também se ocupa da educação e investigação em serviços farmacêuticos. Uma farmácia hospitalar é controlada por um farmacêutico profissionalmente competente e qualificado.

A farmácia hospitalar exerce uma grande influência no estatuto profissional do hospital, bem como na economia do custo operacional total da instituição. A moderna farmácia hospitalar de hoje também fornece serviços de monitorização clínica de medicamentos e sistema de informação sobre medicamentos.

FUNÇÕES E OBJECTIVOS DA FARMÁCIA HOSPITALAR

Funções:

A farmácia é reconhecida como um serviço hospitalar essencial em todos os grandes hospitais. É gerido por um farmacêutico profissionalmente qualificado. Percebeu-se que apenas pessoal farmacêutico formado é capaz de comprar, armazenar, manusear, fixar preços e dispensar medicamentos. É o farmacêutico que é especialista em fornecer todas as informações relativas a medicamentos às profissões da saúde e também ao público. Por conseguinte, ele age como um elo de ligação entre o médico e o paciente. Um farmacêutico é obrigado a desempenhar várias funções na farmácia hospitalar, as quais são descritas a seguir:

1. Fornecer especificações para os medicamentos, produtos químicos, biológicos, etc.
2. Armazenamento adequado de drogas.
3. Fabrico e distribuição de medicamentos tais como líquidos transfusionais, produtos parenterais, comprimidos, cápsulas, pomadas, e misturas de stocks.
4. Dispensar e esterilizar a preparação parenteral do pessoal médico do hospital.
5. Dispensa de medicamentos de acordo com a prescrição do pessoal médico do hospital.
6. Enchimento e rotulagem de todos os recipientes de medicamentos a partir dos quais os medicamentos devem ser administrados.
7. Gestão de lojas que inclui a compra de medicamentos, condições de armazenamento adequadas e manutenção de registos.
8. Criação e manutenção do "Centro de Informação sobre Drogas" que fornecerá informações sobre medicamentos ao médico, enfermeiros ou qualquer outra pessoa competente que lide com drogas.

9. Serviço de aconselhamento a doentes enquanto fornecem medicamentos, especialmente do departamento de ambulatório.

10. Manter a ligação entre o pessoal médico, o pessoal de enfermagem e o paciente.

11. Prestar cooperação nos programas de ensino e investigação do hospital.

12. Descartando os medicamentos e recipientes fora de prazo com etiquetas gastas e em falta.

13. Prestação de serviços de monitorização de medicamentos através do estudo de vários efeitos dos medicamentos administrados aos pacientes, especialmente os pacientes internados a partir de "Cartas do Paciente" mantidas nas enfermarias, etc.

Objectivos:

A prática da farmácia hospitalar começou na Índia em 1941, mas tornou-se uma disciplina respeitável apenas nos anos sessenta. Os objectivos da farmácia hospitalar são:

1. Para assegurar a disponibilidade do medicamento certo na altura certa, na dose certa e com o mínimo custo possível.

2. Profissionalizar o funcionamento dos serviços farmacêuticos num hospital.

3. Actuar como departamento de aconselhamento para o pessoal médico, enfermeiros e doentes.

4. Actuar como um banco de dados sobre a utilização de drogas.

5. Para participar em projectos de investigação.

6. Planear, organizar e implementar procedimentos de política de farmácia de acordo com as políticas estabelecidas dos hospitais.

7. Implementar as decisões do comité farmacêutico e terapêutico.

8. Coordenar e cooperar com outros departamentos de um hospital.

LOCALIZAÇÃO, LAYOUT, FLUXOGRAMA DOS MATERIAIS

A farmácia deve ser localizada nas instalações do hospital para que o paciente e o pessoal possam aproximar-se facilmente. No edifício de vários andares de um hospital. A farmácia deve estar localizada preferencialmente no rés-do-chão, especialmente na unidade de distribuição.

O departamento está de tal forma disposto que há um fluxo contínuo de homens e materiais. A farmácia ambulatorial deve dar uma aparência agradável e deve ter espaço suficiente para sentar os pacientes que têm de esperar por medicamentos. A sala de espera da OPD deve dar um aspecto profissional, deve ter cartazes educativos sobre higiene sanitária e literatura ligeira para leitura.

Deve ser previsto espaço para o fabrico rotineiro de solução de reserva, pós a granel, pomadas, etc. A sala de fabrico deve ser adjacente à farmácia.

As lojas médicas de uma farmácia devem ser adjacentes à própria farmácia ou devem estar directamente ligadas à farmácia.

A farmácia recebe materiais de duas fontes:

1. Lojas médicas;

2. Divisão de fabrico do hospital.

As lojas e unidades fabris médicas emitem contra requisição de vários departamentos. O departamento farmacêutico exerce o controlo de qualidade dos materiais. A farmácia emite materiais para doentes internados e ambulatoriais. Os doentes internados são servidos por postos de enfermagem que recebem os seus materiais da farmácia.

NECESSIDADES DE PESSOAL E DE ESPAÇO, INCLUINDO EQUIPAMENTOS

BASEADOS EM NECESSIDADES INDIVIDUAIS E BÁSICAS
Instalações:

Existem grandes variações no tamanho do espaço dedicado à farmácia em hospitais do mesmo tamanho e tipo.

Em hospitais mais pequenos, com apenas um farmacêutico, é normalmente necessário um quarto para a farmácia, tendo uma combinação de distribuição, fabrico, administração e todas as outras secções de um serviço farmacêutico completo. Quando produtos esterilizados devem ser preparados, deve haver uma sala ou área separada para tal trabalho. Uma área deste tipo é necessária para a reconstituição de injecção liofilizada em seringas e para a preparação de misturas intravenosas, todas elas devem ser estéreis.

Os hospitais com 200 ou mais camas oferecem a oportunidade para a departamentalização das actividades de farmácia. Deve haver uma área separada para os serviços de internamento e distribuição de dose unitária, serviço ambulatório, e escritório para o farmacêutico chefe, uma sala de composição, pré-embalagem e etiquetagem, uma sala de armazenamento, produtos esterilizados e sala de mistura intravenosa. Uma área separada para serviços de informação sobre medicamentos e espaço atribuído em várias unidades de enfermagem para administração de dose unitária de medicamentos e serviços de farmácia clínica.

Para requisitos de espaço

A farmácia requer um mínimo de 250 pés quadrados para qualquer hospital de tamanho. A partir daí, requisitos básicos a partir de 10 pés quadrados por cama em hospitais de 100 camas e uma média de pelo menos 5 pés quadrados por cama em hospitais maiores.

O chão da farmácia deve ser liso, facilmente lavável e resistente aos ácidos. Nas secções de fabrico, devem ser fornecidos esgotos; as paredes devem ser lisas, facilmente laváveis e resistentes a ácidos. Nas secções de fabrico, devem ser previstos drenos; as paredes devem ser lisas, facilmente laváveis e resistentes à acidez. Os armários de madeira devem ser esmaltados ou laminados. As lâmpadas fluorescentes são colocadas imediatamente por cima do balcão de prescrição. São necessárias saídas de gás na mesa de trabalho ou balcão para os queimadores Bunsen.

Equipamento:

O equipamento habitual é:

1. Estojo de prescrição
2. Armários de stock de medicamentos com prateleiras e gavetas adequadas.
3. Armários seccionais de gavetas com bases de armários.
4. Mesas de trabalho e balcão para distribuição de rotina.
5. Afundar com tábua de drenagem.
6. Gabinetes para armazenar argamassas e pilões.
7. Armário para utensílios de vidro, frascos, funis e copos.
8. Frigorífico para capacidade adequada.
9. Cofre de narcóticos com gavetas fechadas individualmente.
10. Mesa de escritório com ligação telefónica e armário de arquivo.
11. Espaço de prateleira para a biblioteca de farmácias.
12. Janela de distribuição para enfermeiros e pacientes externos.

Os parentéricos são preparados numa sala separada em grandes hospitais. Estão equipados com um alambique de água, bancada de trabalho, armários, depósitos de vidro resistentes, buretas, filtros de vidro sinterizado, prateleiras de garrafas, prateleiras metálicas ajustáveis, lavatório duplo com tábuas de drenagem, esterilizador de pressão, etc.

Dependendo do tipo de fabrico efectuado num hospital, podem ser considerados para instalação no hospital equipamentos como moinhos de pomada, máquinas misturadoras, tubos desmontáveis, fibras, misturadores de pó, granuladores, máquinas compressoras de comprimidos e filtros prensas.

Pessoal:

O departamento de farmácia hospitalar organizada tem uma instalação integrada que consiste na secção de distribuição, secção de fabrico, secção de controlo de qualidade e farmácia clínica.

1. Não existem regras padrão relativas aos requisitos de pessoal para o departamento de farmácia hospitalar e é a natureza e quantum dos serviços a serem prestados que rege os requisitos de pessoal.
2. O número de farmacêuticos necessários para um hospital é calculado com base na carga de trabalho, tal como o número de receitas recebidas e dispensadas, o número de camas disponíveis. Para um hospital muito pequeno é necessário um mínimo de 3 farmacêuticos. À medida que o número de camas aumenta, o número de farmacêuticos também aumenta.
3. O farmacêutico deve possuir qualificações e experiência adequadas em farmácia. O encargo global do departamento de internamento deve permanecer com o farmacêutico chefe.
4. O que se segue é o padrão sugerido de pessoal de farmacêuticos.

Exigência do farmacêutico
N.º de cama de farmacêuticos necessário
Até 50 camas3
Até 100 camas5
Até 200 camas8
Até 300 camas10
Até 500 camas15

5. Se a farmácia também estiver envolvida no fabrico de medicamentos, poderá ser necessário um número adequado de técnicos de farmácia, assistentes, peões, etc.
6. Tanto a carga de trabalho mensurável como a não mensurável devem ser tidas em consideração para determinar as necessidades de pessoal dos departamentos de farmácia.

REQUISITOS E CAPACIDADES

A farmácia hospitalar é um departamento importante de qualquer hospital. Deve ter pessoas competentes, bem formadas na profissão de farmácia. Os hospitais dependem principalmente dos serviços dos titulares dos diplomas em farmácia. O chefe do departamento de farmácia hospitalar deve ser pós-graduado em farmácia, de preferência em farmácia, farmacologia ou farmácia hospitalar. Actua como coordenador do pessoal da farmácia e não-farmacêutico do hospital. Ele responde perante o administrador e interage com outros departamentos médicos.

RESPONSABILIDADES DE UM FARMACÊUTICO HOSPITALAR

O comité Hathi recomendou que o fabrico de fluidos I.V. fosse feito sob a supervisão de M. Pharm, assistido por B. Pharm e D. Pharm titulares.

1. **Capacidade técnica :**

   Deve ter conhecimentos profundos de farmacologia de ciências básicas, toxicologia, via de administração, estabilidade, etc. Um farmacêutico hospitalar deve fornecer informações sobre o tratamento adequado dos medicamentos. Como farmacêutico hospitalar, faz parte da equipa médica. Ele deve ganhar confiança entre os seus colegas médicos através da sua competência técnica, por exemplo, fornecendo avaliação comparativa de vários dados sobre acções de medicamentos, dosagem, toxicidade e custo relativo.

2. **Capacidade de desenvolver uma secção de fabrico :**

   O fabrico dentro de um hospital requer um controlo sobre o fornecimento, qualidade, equipamento e custo da matéria-prima. O farmacêutico hospitalar tem de organizar a função de fabrico através de uma análise custo-benefício adequada. Embora a manutenção da qualidade seja essencial porque são necessárias quantidades consideráveis de medicamentos para o tratamento de pacientes (tanto ao ar livre como ao interior). A fim de prestar tais serviços, o farmacêutico hospitalar tem de ter equipamento prontamente disponível, pessoal treinado, etc.

3. **Capacidade administrativa :**

   O farmacêutico hospitalar deve ser capaz de planear, organizar e controlar várias funções da farmácia hospitalar. deve preparar o horário de trabalho para o seu pessoal. Ele deve enquadrar várias políticas e procedimentos para realizar o trabalho. Deve interagir diariamente com o seu pessoal. O farmacêutico hospitalar deve manter os registos legais e administrativos de forma adequada. Nos casos em que os pacientes são cobrados por medicamentos, o farmacêutico hospitalar deve desenvolver políticas de cobrança. O farmacêutico chefe é geralmente responsável por entrevistar, seleccionar e avaliar o pessoal para o trabalho na farmácia.

4. **Capacidade de controlar o inventário :**

   O farmacêutico chefe tem de exercer as suas funções nos inventários de medicamentos que se encontram em postos de enfermagem, salas de abastecimento e unidades clínicas, etc. tem de comunicar com o fornecedor de medicamentos. Como deve verificar a qualidade dos fármacos e outros fornecimentos.

5. **Capacidade de participação e investigação :**

   O farmacêutico é obrigado a manter a informação sobre as revistas farmacêuticas. Ele deve aconselhar sobre os novos métodos de conservação e para melhorar o sabor e a eficácia da preparação. Ele deve ter o conhecimento básico dos métodos científicos para que possa avaliar os dados da investigação.

6. **Capacidade de conduzir programas de ensino :**

   O pessoal da farmácia pode actuar como formadores para o pessoal de enfermagem. Deve preparar material didáctico adequado para o pessoal de enfermagem cobrindo vários aspectos como armazenamento de medicamentos, uso adequado dos medicamentos, formas de dosagem, conversões e cálculo percentual das dosagens.

   O farmacêutico chefe é também responsável pela formação prática dos estudantes de farmácia. Ele deve assegurar-se de que eles devem aprender e desenvolver competências profissionais suficientes. O farmacêutico chefe deve manter uma ligação constante com a instituição académica de onde o estudante vem para a formação prática e apresentar um relatório no final do período de formação.

COMITÉ FARMACÊUTICO E TERAPÊUTICO

O Comité de Farmácia e Terapêutica (PTC) é um grupo de pessoas que formula políticas relativas ao uso terapêutico de drogas. O comité é composto por médicos, farmacêuticos e outros profissionais de saúde com a inclusão de pessoal médico. Tem um duplo papel a desempenhar.

1. Assessoria :

O comité assiste na formulação de políticas profissionais relativas à avaliação, selecção e uso terapêutico de drogas no hospital.

2. Educação :

O comité recomenda e assiste em várias funções concebidas para satisfazer as necessidades do pessoal profissional, dos médicos, enfermeiros, farmacêuticos e outro pessoal de saúde para o conhecimento completo e actual dos assuntos relacionados com os medicamentos.

Funções:

1. Servir como conselho consultivo do pessoal médico e da administração hospitalar em todos os assuntos relacionados com o uso de drogas.
2. Desenvolver e compilar um formulário de medicamentos e prescrições aceites para utilização em vários hospitais. A selecção dos itens a incluir na fórmula baseia-se no seu uso terapêutico, segurança, custo, etc. O comité deve minimizar a duplicação dos mesmos medicamentos básicos dos seus produtos.
3. O comité recomenda políticas e procedimentos escritos para a selecção, aquisição, armazenamento, distribuição e uso de drogas.
4. Estabelecer ou planear esquemas de educação adequados para o pessoal profissional do hospital sobre o assunto relacionado com o uso de drogas.
5. Estudar os problemas relacionados com a distribuição e administração de medicamentos.
6. Fazer recomendações relativas aos medicamentos a serem armazenados nas enfermarias e nas urgências.
7. Aconselhar a farmácia na implementação de procedimentos eficazes de distribuição e controlo de medicamentos.

O PAPEL DO PTC NA SEGURANÇA DOS MEDICAMENTOS

A segurança dos medicamentos é a principal área de responsabilidade do farmacêutico hospitalar. A responsabilidade acrescida inclui também a obrigação moral, legal e profissional do farmacêutico hospitalar de garantir a segurança e o manuseamento na administração de medicamentos. Uma vez que os fármacos são substâncias potentes, é necessário criar uma consciência de segurança em todos os departamentos hospitalares. Seguem-se as directrizes emitidas pelo Comité para garantir a segurança adequada no manuseamento e administração de fármacos.

1. O farmacêutico deve estar consciente dos estupefacientes e psicotrópicos.
2. Existe uma regulação adequada das drogas perigosas?
3. O hospital fornece espaço de trabalho e instalações de armazenamento adequados e seguros para a farmácia?
4. Existe alguma verificação física de medicamentos que tenham expirado?

5. A farmácia dispõe do equipamento necessário para a segurança e para realizar adequadamente a prática moderna da farmácia?

6. Existe um programa de formação para o farmacêutico ensinar outros profissionais sobre novos medicamentos?

7. O hospital tem formulátorio de medicamentos? Em caso afirmativo, é revisto periodicamente?

8. Os venenos e materiais venenosos estão adequadamente separados dos materiais não venenosos na farmácia e nas enfermarias, etc.?

9. As preparações de uso externo estão separadas dos medicamentos de uso interno na farmácia e nas enfermarias, etc.?

10. Existe fabrico? Em caso afirmativo, segue as BPF?

O papel da PTC na Reacção Adversas às Drogas

Agora um dia de terapia medicamentosa está a tornar-se complexo devido à crescente incidência de reacções adversas, os problemas podem ser resolvidos a dois níveis - para prevenir a reacção adversa uma vez ocorrida e para os tratar quando tiverem ocorrido. O PTC, portanto, emite directrizes para o sistema de notificação para este fim.

Cada caso de reacção adversa deve ser primeiro comunicado por um médico assistente ao Presidente do Comité de Farmácia e Terapêutica. O médico assistente deve fornecer um relatório completo das reacções adversas, contendo o nome do medicamento, via de administração, data de início e fim do tratamento. A indicação de quais os fármacos utilizados, as reacções adversas anotadas e as medidas tomadas para as tratar. O mesmo é então, em última análise, registado nos registos médicos. O PTC interage com os vários organismos governamentais como DTAB, Drugs Controller General of India, todo o India Institute of Medical Sciences (Nova Deli). Instituto de Pós-Graduação (Chandigarh) para consulta.

PTC e Drogas de Emergência

É absolutamente necessário que um hospital prepare caixas contendo medicamentos de emergência que devem estar sempre prontamente disponíveis para utilização ao lado da cama. O PTC faz a lista desses medicamentos e suprimentos para preparar a caixa de emergência. A caixa de emergência contém diferentes seringas, agulhas, ampolas, cortadores e medicamentos como aminofilina, amilnitrito, sulfato de atropina, anfetamina, fenobarbitona, fenilefrina, água para injecção, etc.

Associação/Organização/Composição PTC

A fim de desempenhar as funções com eficiência, é necessário criar uma organização adequada. O gráfico seguinte ilustra vários sub-comités para formular políticas relativas a vários departamentos.

PREPARAÇÃO E EXECUÇÃO DO ORÇAMENTO

A preparação do orçamento é a importante tarefa do departamento de farmácia de qualquer hospital e requer todos os factores em consideração. A preparação de um orçamento é um planeamento que exige a compilação de todos os factos e números relevantes.

"Orçamento", segundo o Institute of Cost and Works Accountant, Londres, "é uma interpretação financeira ou quantitativa anterior a um período de tempo definido, de uma política a ser seguida durante esse período para atingir determinados objectivos. **"HALMA"** descreveu "Orçamento" como um instrumento através do qual a administração hospitalar, a gestão a nível departamental e o conselho directivo podem rever os serviços do hospital em relação a um plano preparado de uma forma abrangente e integrada, expressa em termos financeiros".

Larson citou certos aspectos políticos da orçamentação no hospital e acredita que o farmacêutico hospitalar deve considerá-los para um trabalho eficaz no orçamento hospitalar. Estes factores são:

a) Considerações pessoais

b) Considerações institucionais

c) Considerações demográficas

O plano orçamental deve ser razoável, uma vez que a maioria das actividades farmacêuticas afectam outros departamentos de um hospital. É dever do Farmacêutico Chefe (Director ou Superintendente dos Serviços Farmacêuticos) tomar todas as medidas necessárias para assegurar que os diferentes departamentos ou orçamentos funcionais sejam compatíveis entre si ou complementares entre si. As actividades de todo o orçamento do departamento estão geralmente em harmonia umas com as outras, assegurando um funcionamento sem problemas para um hospital.

1. O orçamento dirige as despesas de capital na direcção mais rentável e resulta numa utilização mais económica do capital.

2. O farmacêutico hospitalar pode reduzir ao mínimo o desperdício e as perdas e assim assegurar um aumento da produtividade no que diz respeito ao equipamento e medicamentos hospitalares.

3. Os orçamentos fornecem dados para a preparação de perguntas e preenchimento de propostas.

4. Actua como um sinal de segurança para o Farmacêutico Principal/Administrador e indica quando o fabrico pode ser efectuado em segurança.

5. Actua como um amigo e guia para a direcção oferecendo um trabalho mais eficiente num hospital.

6. Ajuda a ultrapassar a possibilidade de decisão apressada, porque todas as políticas são cuidadosamente enquadradas sob os chefes de departamento, juntamente com as provas estatísticas disponíveis.

Elaboração de Orçamentos

Cada orçamento é classificado em três divisões seguintes.

1. Contas de Rendimento

2. Contas de despesas

3. Orçamento de Equipamento e Construção

1. Conta de rendimentos

A fim de preparar o orçamento, os rendimentos são calculados através da manutenção de registos diários/baixos/mensais/anuais. Assim, a soma total média representa as receitas do departamento provenientes de várias fontes. Geralmente, o rendimento na farmácia hospitalar é limitado à venda de medicamentos tanto a doentes internados como a doentes externos. Depende ainda do tipo de pacientes, ou seja, da categoria do paciente.

1. Aqueles que dão o pagamento integral.

2. Aqueles que dão pagamento parcial.

3. Aqueles que não podem pagar de todo.

4. Empregados do hospital.

Para fornecer dados estatísticos detalhados, devem ser considerados os seguintes passos:

1. Número de prescrições recebidas de acordo com as categorias acima mencionadas.
2. Número total de receitas médicas dispensadas.
3. Custo da medicação por receita médica.
4. Custo da medicação por paciente/dia.
5. Custo da medicação por visita clínica.
6. Custo médio do medicamento por prescrição.

Como o rendimento é gerado a partir da combinação de fontes, é desejável separar cada uma delas de modo a proporcionar uma avaliação e estatísticas muito precisas.

2. Conta de despesas

As despesas fixas geralmente permanecem fixas/semelhantes a todos os níveis. As contas de despesas são ainda subcategorizadas em despesas seguintes:

a. Despesas administrativas.
b. Gastos com cuidados profissionais.
c. Despesas de emergência.
d. Despesas diversas.

a. Salários e Vencimentos

Os salários e vencimentos incluem a separação completa de todos os salários e vencimentos pagos ao pessoal permanente e temporário (a tempo inteiro e a tempo parcial)

Este gráfico deve ser preparado em forma de tabela, de modo a dar uma visão de conjunto num relance/

O Farmacêutico Chefe/Administrador deve subdividir o pessoal em três categorias importantes como administração, pessoal profissional e não-profissional. O total destas despesas constitui os salários e vencimentos previstos, despesas para o próximo ano.

b. fornecimentos e Materiais

O chefe do departamento deve preparar uma demonstração financeira mostrando o montante em rupias orçamentado para cada item apresentando o custo real dos materiais e fornecimentos. Isto ajuda na preparação da estimativa para o próximo exercício financeiro. Se os valores orçamentados forem valores estimados e os valores estimados coincidirem entre si, isso significa que o orçamento anterior foi bem preparado. Por outro lado, se os números forem diferentes, é necessária uma reavaliação do orçamento anterior, bem como do orçamento estimado. Para além de novos materiais e fornecimentos, o farmacêutico chefe deve verificar o seu custo e apresentá-los para o próximo orçamento.

C. Drogas e Produtos Farmacêuticos:

Os preparados são categorizados como os dispensados pela farmácia hospitalar ou os utilizados na emergência OPD e outros departamentos. Os encargos relativos a estes últimos são submetidos ao respectivo departamento.

d. despesas de compra

O orçamento deve incluir o custo das compras necessárias de uma farmácia externa (custo de prescrição, mas exclui as destinadas aos pacientes externos).

e. Fornecimentos Diversos

Despesas diversas incluem artigos de vidro, etiquetas, estacionários, uniformes, reparação e manutenção de dados estatísticos.

f. Orçamento de Equipamento e Construção

No hospital é sempre preparado um orçamento separado para o equipamento e para as construções porque requer grandes fundos monetários. Ao preparar orçamentos para maquinaria, tanto os equipamentos profissionais como os administradores levam em consideração os valores de depreciação.

IMPLEMENTAÇÃO

Como a orçamentação é um instrumento essencial no processo de planeamento e controlo e é um instrumento de previsão para alcançar os seus objectivos. Não é apenas da responsabilidade da divisão do orçamento, mas deve ser o esforço conjunto de um comité composto pelos chefes de todos os departamentos funcionais.

A necessidade de implementação pode ser claramente ilustrada comparando dois capitães que navegam por um rio largo e pouco profundo. Ambos conhecem aproximadamente a direcção que está a seguir, mas ao primeiro é dada uma orientação adequada e ao outro nada. O primeiro poderá chegar ao seu destino o mais cedo possível, enquanto o segundo terá de confiar em julgamentos para evitar obstáculos.

As propostas orçamentais habituais são preparadas anualmente, mas pode variar entre 3-5 anos de duração para ter em conta o planeamento a longo prazo. Um sistema de orçamentação adequado facilita ao administrador do hospital a tomada de decisões correctas de acordo com as necessidades locais, os requisitos e a ordem de prioridades.

CAPÍTULO 2

SISTEMA DE FÓRMULA 2-HOSPITALAR

O formulário do hospital é uma lista de preparações farmacêuticas incluindo informações importantes que reflectem a opinião clínica actual do pessoal médico.

O sistema de formulação hospitalar é um método em que o pessoal médico de um hospital avalia e selecciona de entre numerosos agentes medicinais disponíveis e selecciona de entre numerosos agentes medicinais disponíveis e formas de dosagem que são consideradas mais úteis nos cuidados do paciente no hospital em particular. A selecção é feita com base na toxicidade, reacção nociva, qualidade e eficiência e bioequivalência.

O sistema de formulação hospitalar ajuda na aquisição, prescrição, distribuição e administração de um fármaco sob nomes não-proprietários ou proprietários (de marca) nos casos em que os fármacos têm ambos os nomes.

A principal responsabilidade de fazer um formulário é do Comité Farmacêutico e Terapêutico, mas o farmacêutico é um membro importante deste comité. O comité toma decisões sobre a inclusão de certos medicamentos e o farmacêutico é o responsável pela compilação de produtos e pintura, etc. O Comité assegura o seu funcionamento e distribuição finais.

O formulário é o esforço meticuloso de qualquer hospital de modo a orientar o pessoal médico e para-médico. O formulário é muito educativo e útil para os membros da "Health Care Team".

Princípios orientadores

Os seguintes princípios podem servir de guia para médicos, farmacêuticos e administradores em hospitais para o seu julgamento profissional.

1. O sistema de formulação hospitalar não deve conter quaisquer políticas ou procedimentos que, antes do momento da prescrição, forneçam o consentimento do médico para a distribuição de medicamentos não-proprietários ou para a distribuição de uma marca de propriedade diferente da marca que ele prescreveu. Fica ao seu critério, no momento da prescrição, aprovar ou não a distribuição de um medicamento não-proprietário ou a distribuição de uma marca diferente.

2. O pessoal médico deve adoptar a política de incluir os fármacos pelos seus nomes não-proprietários.

3. Na ausência de políticas escritas aprovadas pelo pessoal médico, o farmacêutico deve dispensar as marcas prescritas.

4. O hospital deve garantir que o pessoal de enfermagem deve ser informado por escrito sobre o sistema de formulação hospitalar existente no hospital para a sua utilização eficaz.

5. Na formulação de políticas e procedimentos, o termo "substituto" ou "substituição" deve ser evitado porque estes termos podem ser utilizados para dispensar medicamentos totalmente diferentes.

6. Se houver qualquer alteração no sistema hospitalar ou no conteúdo, este deve ser informado ao pessoal médico.

7. O farmacêutico, com o aconselhamento e orientação da PTC, deve tomar providências para todos os medicamentos, produtos químicos, preparação biológica e farmacêutica utilizados no diagnóstico e tratamento dos pacientes.

8. A rotulagem de medicamentos com nomes não-proprietários deve ser sempre feita de forma

adequada. O formato do medicamento não-proprietário é o seguinte:

    a. Nome de uma droga.

    b. Nome do fabricante ou distribuidor;

    c. Prescrição ou encomenda pelo nome próprio;

    d. A dispensa é feita de acordo com a política de formulação. O conteúdo é o medicamento básico prescrito, mas a marca pode ser variada.

9. para desenvolver um sistema de formulação eficaz. A PTC tem várias referências sobre um fármaco relativamente ao seu perfil farmacocinético, interacções medicamentosas alimentares, intoxicações, etc.

10. Enquanto se discute o interesse de um determinado médico de nome registado deve basear-se exclusivamente na sua actividade farmacológica, segurança e eficiência do medicamento.

O CONTEÚDO DA FÓRMULA

O objectivo de um formulário não só para controlar o uso de drogas mas também para fornecer a informação útil aos prescritores.

A redacção de receitas é uma secção importante da fórmula que constitui uma ajuda inestimável para os jovens médicos. A secção deve cobrir o essencial da redacção de receitas, incluindo partes da receita, sistema métrico, e abreviatura a ser utilizada, informação sobre narcóticos. Seguem-se as instruções para a redacção de receitas médicas:

A prescrição deve ser escrita quase e claramente com informação relevante, como por exemplo,

    a. Nmae, idade, sexo do paciente

    b. Data

    c. Endereço do doente

    d. Nome dos medicamentos, tal como mencionado no formulário

    e. Direcção para o doente em termos claros

    f. Para repetir a receita, escrever instruções claras para o farmacêutico de modo a evitar erros de distribuição.

g. As prescrições contendo preparados narcóticos e psicotrópicos devem ser assinadas pelo prescritor e preparadas em triplicado, sendo uma cópia retida pelo médico e duas cópias entregues ao doente.

O principal objectivo do formulário é fornecer ao pessoal do hospital:

    1. Informação de medicamentos aprovados pela PTC e fornece informação terapêutica básica.

    2. Informação sobre políticas e procedimentos hospitalares que regem o uso de drogas.

    3. Informação especial sobre o horário de dosagem de drogas, abreviatura aprovada pelo hospital e informação especial sobre drogas.

1. Informação sobre Produtos Drogas

Esta secção é o coração da fórmula e consiste em entradas descritivas para cada item para facilitar a sua utilização como.

a) Entradas em Formulários

    1. Nome genérico do medicamento de base

    2. Nomes comuns (os nomes das marcas)

3. Formas de dosagem, força, embalagem.
4. Formulação(nome do ingrediente activo, formulação do produto)
5. Dose para adultos/paediatria
6. Custo

A entrada de um fármaco na fórmula é uma questão complicada porque só os membros não são suficientemente competentes para decidir cada fármaco. Peritos clínicos de vários departamentos são convidados para os seus valiosos comentários sobre fármacos especializados. Os medicamentos seleccionados podem ser oficiais no I.P., B.P., U.S.P., ou no Fórmula Nacional. Qualquer prescrição cuja fórmula não seja divulgada não é elegível para a sua entrada no formulário. As directrizes são enquadradas pelo Comité Farmacêutico e Terapêutico para inclusão ou não-inclusão de medicamentos no formulário. O pessoal médico interessado é informado sobre as decisões em cada fase e permanece bem consciente das razões da não inclusão de qualquer medicamento em particular.

b) Índices para a listagem de produtos farmacêuticos

Há duas maneiras de fazer os índices que podem ser incluídos no início ou no fim da secção para facilitar a utilização da fórmula.

a) Nome genérico/nome da marca: O número de página apropriado deve ser dado para referência de um determinado produto.

b) Índice terapêutico ou farmacológico: este índice é de acordo com a categoria terapêutica, e. g., medicamentos anti-histamínicos, medicamentos anti-infecciosos, etc.

2. Informação sobre políticas hospitalares

a) Várias políticas e procedimentos são enquadrados para o uso de drogas e restrições ao uso de drogas.

b) Breve discussão do PTC incluindo as suas responsabilidades como membro, etc.

c) Informações sobre regulamentos hospitalares que regem a prescrição, distribuição, administração de medicamentos, nomes genéricos, encomendas de medicamentos, políticas de medicamentos de investigação, regras a seguir pelo representante médico, medicamentos de emergência, etc.

d) Procedimento operacional tais como horas de serviço, políticas de prescrição ambulatória, rotulagem, embalagem e prática de prescrição, procedimento de distribuição de medicamentos em regime de internamento, programa de educação dos pacientes, etc.

e) Informações sobre a utilização do formulário, incluindo como o formulário e as entradas são organizados, o procedimento para a entrada de um medicamento deve ser incluído no sistema.

3. Informação especial

Os materiais a serem incluídos nesta secção variam de hospital para hospital mas devem ser úteis para o pessoal hospitalar e devem estar prontamente disponíveis. Inclui:

1. Lista de produtos nutricionais.
2. Dosagem equivalente de fármaco semelhante.
3. Lista de abreviaturas aprovadas pelo hospital.
4. Directrizes para o cálculo da dosagem pediátrica.
5. Lista de produtos medicamentosos sem açúcar.

6. N.º de artigos disponíveis para caixas de emergência.

7. Conversão métrica e tabelas.

8. Tabelas de interacção medicamentosa.

9. Distribuição de controlo de venenos.

Embora a monografia de cada medicamento seja decidida pela PTC, a irt deve incluir o seu nome genérico, fórmula(se houver), acção, regime de dosagem, efeitos secundários, precauções, contra-indicações.

Preparação de Formulários

As formalidades são a parte essencial da farmácia hospitalar. tem sido um ponto focal para melhorar a terapia medicamentosa nos hospitais. A eficácia do sistema de fórmulas depende das capacidades do farmacêutico envolvido. Embora a maioria das decisões sobre fórmulas seja tomada pelo Comité Farmacêutico e Terapêutico, o sistema bem planeado proporciona tanto estrutura como flexibilidade e engloba tanto a selecção de fármacos como critérios para a utilização de fármacos. Estas características especiais permitem a normalização para reduzir erros, desperdícios e tempo de pessoal necessário.

O benefício tradicional de preparar um sistema de fórmulas é desencorajar o uso de terapias medicamentosas menos que óptimas, e fornecer uma lista de produtos genéricos. As políticas de selecção de produtos genéricos estimulam a comparação da bioequivalência, o que evita o armazenamento desnecessário de produtos inferiores ao óptimo. As formulações devem incluir o custo para fornecer dados relativos aos custos de medicamentos similares que não sejam genericamente equivalentes.

Actualmente, os novos medicamentos e as terapias medicamentosas são mais complexos, pelo que o sistema de formulação dependerá dos critérios recomendados para a utilização de muitos medicamentos. Um fármaco que tenha vantagens específicas num pequeno número de pacientes será incluído na fórmula.

O passo inicial na preparação de um formulário para qualquer hospital é o seu tamanho. Embora a aparência física e a estrutura do formulário exerça uma influência importante na sua utilização, mas o trabalho artístico elaborado e dispendioso de um formulário não tem qualquer utilidade, uma vez que se destina a uso profissional, pelo que deve ser visualmente agradável, facilmente legível com gramática adequada, ortografia correcta e com uma concepção cuidada.

Uma fórmula típica terá a composição da seguinte forma:

1. Página de título.

2. Nomes e títulos dos membros do comité de farmácia e terapêutica.

3. Índice.

4. Informação sobre políticas e procedimentos hospitalares relativos a drogas.

    4.1. O comité farmacêutico e terapêutico do hospital.

    4.2. Objectivo e funcionamento dos sistemas de formulação.

    4.3. Regulamentos e procedimentos hospitalares para prescrição e distribuição de medicamentos.

    4.4. Serviços e procedimentos de farmácia hospitalar.

A preparação do formulário é um esforço meticuloso de qualquer hospital para canalizar o seu esforço de prescrição. O medicamento genérico seleccionado orienta o prescritor e oferece comparação com outros medicamentos.

DISTRIBUIÇÃO DO FORMULÁRIO

Devem ser colocadas cópias do formulário em cada unidade de cuidados de saúde, incluindo clínicas, áreas de cuidados ambulatórios e salas de emergência. Cada farmacêutico (divisão de internamento, secção de dispensa, ambulatório) deve receber uma cópia. Os chefes de departamento e de enfermagem devem receber uma cópia do mesmo. Devem ser tomadas as medidas necessárias para assegurar que a enfermagem e o pessoal médico estejam familiarizados com o conteúdo do formulário e saibam que é usado para ser usado correctamente.

REVISÃO DO FORMULÁRIO

A introdução de novo fármaco no formulário é um procedimento complexo; só os membros não são competentes para avaliar cada agente terapêutico. O comité tem de receber ajuda dos vários peritos para a inclusão de fármacos especializados. Os fármacos seleccionados são incluídos no formulário. Quaisquer preparações cuja fórmula não seja revelada não podem ser incluídas no formulário. O PTC enquadra certas orientações políticas para a inclusão ou eliminação de fármacos no formulário e para este pessoal médico é consultado e as suas decisões são consideradas para qualquer medicamento em particular. Geralmente, o formulário precisa de ser revisto anualmente porque a adição, eliminação, alterações no produto, remoção de medicamentos do mercado, alterações nas políticas e procedimentos hospitalares, requerem a revisão periódica do formulário. Deve haver um sistema definitivo de revisão. Um método é anexar o formulário que ajudará a reduzir qualquer confusão entre a edição actual e a anterior.

O sistema de fórmulas revisto deve incorporar uma revisão regular das categorias seleccionadas para assegurar que apenas os produtos mais rentáveis são utilizados. Tais revisões podem levar à eliminação de certos medicamentos. medida que a complexidade da terapia com fármacos aumenta, o sistema de fórmulas está a ajudar, fornecendo uma única terapia de dose de fármacos para a terapia multi-dose. Os novos agentes únicos podem substituir a terapia de combinação. Durante a revisão e preparação do sistema de fórmulas, são frequentemente utilizados métodos de análise custo-eficácia e custo-benefício.

Significado legal do formulário hospitalar

Uma prescrição constitui uma autorização legal para dispensar um determinado medicamento. O prescritor pode escrever o nome genérico/químico ou o nome próprio.

Quando o formulário é adoptado, o prescritor continua a prescrever a receita. O farmacêutico tem de lhe obedecer e dispensar apenas as marcas prescritas. Por vezes, o prescritor não tem conhecimento do formulário, o farmacêutico deve informá-lo sobre o mesmo e informá-lo sobre o uso de drogas a partir do formulário.

Para cada hospital, é desejável adoptar uma fórmula, não só é uma prática saudável mas também uma boa medida de controlo de inventário que proporciona uma ampla escolha para o médico satisfazer as necessidades dos pacientes.

CAPÍTULO 3

Gestão de farmácias

Cada hospital deve ter uma loja médica com o objectivo de adquirir, armazenar e distribuir os medicamentos e os medicamentos a vários departamentos.

Organização de drug store

As lojas são definidas como a sub-organização em qualquer hospital onde os materiais obtidos são mantidos em obediência até serem inspeccionados, aprovados e armazenados. Uma loja deve ter uma especificação padrão de materiais e uma vez que as lojas adquirem os medicamentos em nome dos departamentos, para um fluxo regular de material, a condição de armazenamento deve ser adequada.

Objectivos

1. Para estocar todos os medicamentos e acessórios necessários no hospital.
2. Adquirir medicamentos de diferentes fontes.
3. Fornecer medicamentos ao departamento de consumo.
4. Armazenar os medicamentos necessários para o trabalho de investigação.
5. Para preservar certas categorias de drogas.
6. Manter registos de recepção e emissão de medicamentos.
7. Realizar todas as operações relativas a drogas de forma económica para poupar receitas.

Layout

A farmácia deve ser preferencialmente localizada no rés-do-chão perto da farmácia. uma área de pelo menos 600-1000 pés quadrados deve ser atribuída a lojas médicas. Deverão existir instalações de armazenamento adequadas para que os medicamentos, químicos, biológicos, etc. não se deteriorem por humidade ou calor.

Uma loja ideal deve ter duas entradas, uma para receber os artigos e outra para a emissão de materiais. Geralmente são utilizadas estantes para armazenagem de material feito de ferro angulado, com divisórias. Os artigos dispendiosos são armazenados em contentores fechados. A altura das estantes depende da altura do tecto e deve ser cerca de $2/3^{rd}$ da altura.

Uma vez que um grande número de produtos deve ser armazenado no armazém, deve ser seguido um código de localização definido a fim de identificar o produto ou material colocado no armazém. Para este efeito, a análise é efectuada após o estudo do seu inventário, por exemplo:

1. FSN - Movimento rápido, movimento lento, Não movimento
2. HML-Pesado, Médio, Materiais leves.

De acordo com a categorização acima mencionada, os materiais de movimento rápido são colocados perto da saída de emissão enquanto os artigos não móveis são colocados longe da saída. Do mesmo modo, artigos pesados são colocados na parte inferior e artigos leves na parte superior.

Agora os registos dos anúncios são mantidos utilizando o sistema de cartão de lixo.

Um livro razão ou cartão de lixo tem 4 códigos como.

    1 2 3 4 (1-Painel)

    A 5 B 3 (2-Rodas)

        (3-rack)

        (4-Bin)

Isto significa que os materiais do painel A, 5th Fila, Rack B e Bin 3 podem ser introduzidos ou em ledger ou cartões de lixo em ordem alfabética, mas isto pode causar problemas uma vez que o número de drogas é conhecido por nomes diferentes. podem ser categorizados e armazenados em função do seu efeito terapêutico.

Tipos de material estocado

Deve ser fornecido um número suficiente de prateleiras para o armazenamento de drogas e fornecimentos. Devem ser fornecidos extintores de dióxido de carbono em pontos estratégicos juntamente com baldes de incêndio para combater incêndios repentinos devido a drogas e produtos químicos armazenados. Os materiais que são armazenados estão listados como em :

1. Cápsulas, comprimidos, forma de dosagem de líquido e injecção, etc.
2. Biológicos, os antibióticos são armazenados adequadamente num frigorífico.
3. Os estupefacientes e as substâncias psicotrópicas são armazenados sob fechadura e chave.
4. POISONS são armazenados em dracmas separadas e fechadas, rotuladas como "POISON".
5. Preparações contendo álcool e álcool.
6. Grandes artigos a granel no fundo.
7. Vacinas e outros medicamentos termolábeis devem ser armazenados em câmaras frigoríficas 2°C- 10°C. Os antibióticos, vitaminas, preparações de fígado, etc., devem ser armazenados a uma temperatura fria (15°C-20°C).
8. Para evitar roubos, os medicamentos caros são prescritos X medicamentos devem ser armazenados separadamente sob fechadura e chave.

Condição de armazenamento

Armazenamento a frio -- 2°C-8°C

Temperatura fria -- 8°C-25°C

Temperatura ambiente RT - Temperatura prevalecente na área de trabalho.

Quente -- 30°C-40°C

Calor Excessivo - Acima de 40°C

Armazenamento a frio

Para um armazenamento adequado dos medicamentos, é aconselhável ter uma sala separada ou uma porção mantida a esta gama de temperaturas. Deve ser fornecido um termómetro de registo e a temperatura deve ser anotada pelo menos duas vezes por dia.

Deve permanecer sob o supervisor e, nos casos em que não exista uma sala separada, deve ser previsto um número adequado de frigoríficos para o efeito. A manutenção destes frigoríficos em condições de funcionamento é da responsabilidade do supervisor. Drogas como a insulina e certas vacinas, etc.(Ref: **Lista A**) não são autorizadas a congelar. O farmacêutico chefe deve verificar pessoalmente se tais medicamentos são armazenados nos respectivos locais, de acordo com as suas condições de armazenamento prescritas.

Armazenamento a temperatura fria

Medicamentos como antibióticos, vitaminas, preparações hepáticas são necessários para serem armazenados a uma temperatura fresca (Ref: **Lista B**). O espaço desta sala deve ser adequado, considerando o stock máximo de medicamentos susceptíveis de serem adquiridos pelo hospital durante qualquer altura do ano. O farmacêutico chefe deve assegurar que nenhum fármaco desta categoria seja armazenado fora desta sala. Um registo de inspecção deve ser mantido pelo chefe de farmácia.

Lista A-(Drogas que requerem armazenamento a frio 2°-8°C)

1. Sera
2. Vacinas
3. Sangue humano inteiro
4. Corpúsculos concentrados de sangue vermelho humano (4°C a 6°C)
5. Plasma Humano Normal
6. Plasma Congelado - A uma temperatura não superior a 18°C negativos
7. Thrombin
8. Thromboplastin
9. Veneno de Cobra em solução
10. Veneno de víbora em solução
11. Injecção posterior da hipófise
12. Injecção de oxitocina
13. Injecção de Vasopressin
14. Injecção de gelatina de corticotropina
15. Injecção de sulfametato de colistina
16. Injecção de cloreto de suxametónio
17. Injecção de óxido de zinco de corticotropina
18. Preparação de insulina
19. Injecção de Globulina Gama Humana
20. Albumina de Soro Humano Líquido Normal
21. Toxina de teste Schick

Lista B(Drogas Exigindo armazenamento a temperatura fria 8°C-25°C)

Antibióticos

1. Preparação da Penicilina Cristalina
2. Preparação da Penicilina Fenoxi metilo de Potássio
3. Preparação da Penicilina de Benzetina
4. Preparação de Eloxacilina
5. Preparação da meticilina
6. Preparações de Ampicilina
7. Sulfato de estreptomicina e preparação de cloreto
8. Cloranfenicol e a sua preparação
9. Preparação de tetraciclina, oxitetraciclina, clortetraciclina e dimetil clortetraciclina
10. Bacitracin e preparação de bacitracina-zinco
11. Preparação de cefaloridina
12. Preparações de neomicina
13. Preparações Neobiocin
14. Preparação de nistatina
15. Preparação da viomicina
16. Preparações de cicloserina

Arsenicals

1. Injecção de neoarfosfenoamina
2. Injecção de Sulfatarfenoamina
3. Injecção de tripsanida

PREPARAÇÕES DE SANGUE

1. Plasma seco-- abaixo de 20°C

2. Espuma de fibrina humana - abaixo de 20°C
3. Fibrinogénio-Below humano a 20°C
4. Soro Humano Seco-Baixo 20°C
5. Thrombin-Below humano 20°C

Preparação hormonal
1. Corticotropin
2. Injecção de Fosfato de Sódio Betamethasona
3. Gonadotropina coriónica
4. Injecção de prednisolona de fosfato de sódio
   5. Pastilhas de oxitocina

Preparação de vitaminas
   1. Preparação contendo Vit. A, Vit. B1, Vit. B2, Vit. B6, Vit. C, Vit. D
   2. Elixir e injecção de vitamina B complexa
   3. Injecção de Vitamina K
   4. Preparações de vitamina K

Outros
   1. Injecção de Dextrano
   2. Injecção de Sulfato de Dextrano
   3. Injecção de Dextrose
   4. Dextrose e Injecção de Sódio
   5. Injecção de heparina
   6. Injecção de hialuronidase
   7. Preparação da clorambucina
   8. Chlorhexidine
   9. Preparações de teofilina de colina
   10. Dihydrotachysterol
   11. Injecção de Dimercaprol
   12. Brometo de Domifena
   13. Comprimidos de Gliceril Trinitrito
   14. Tricloroetileno
   15. Éter anestésico
   16. Paraldeído
   17. Halotano
   18. Pancreatina
   19. Injecção do fígado em bruto
   20. Extracto Líquido de Ergot

CAPÍTULO 4

Controlo 4-**inventorias em hospitais**

O objectivo básico da compra é assegurar o fluxo contínuo de matérias-primas de qualidade, quantidade e preço correctos e de fontes correctas. Outro objectivo da compra é evitar a duplicação e o desperdício em relação a vários artigos comprados. A compra centralizada por compras em lojas médicas, os medicamentos em nome de todos os departamentos e ajuda na obtenção de medicamentos de qualidade a preços mais baratos. Alguns termos importantes explicados.

1. **Qualidade Certa.** Qualidade certa significa a qualidade que está disponível de acordo com os dados mencionados em termos de notas, marcas ou nome comercial, características físico-químicas, etc. A qualidade deve descrever até mesmo as normas nacionais na medida do possível.

2. **Quantidade certa.** A quantidade certa é um parâmetro importante de compra para o fornecimento contínuo de matérias-primas. "Quantidade de encomenda económica", ou qualquer outra técnica talvez seguida para evitar a escassez.

3. **Preço correcto.** O termo preço certo significa uma correspondência consistente com a qualidade do medicamento. Geralmente, o sistema de concurso é seguido nos hospitais e o proponente com a proposta mais baixa é escolhido para fornecer a encomenda.

4. **Fonte Certa.** O fornecedor deve ser fiável e capaz de fornecer de tempos a tempos de acordo com os requisitos, a selecção do fornecedor requer a consideração de vários factores.

5. **Hora certa.** O departamento de compras deve ter informação de lead time para todos os produtos. O lead time é o período de tempo total entre a colocação da encomenda e a recepção do material durante a realização de compras. A comissão de compras deve considerar situações de emergência como inundações, greves, acidentes, etc.

PROCEDIMENTO DE COMPRA

O procedimento de aquisição envolve diferentes passos para a aquisição de bens. São como em :

A. **Determinação dos Requisitos** - Os materiais a serem adquiridos por um determinado período são bem planeados para efeitos da sua utilização regular e contínua. A requisição de compra é geralmente preparada por chefes de departamento e fornece informações mencionadas abaixo.

1. Tipo de material a ser adquirido,
2. Tempo de exigência
3. Quantidade a ser comprada

B. **Fonte de abastecimento** - O comité farmacêutico e terapêutico estabelece padrões adequados para a compra de medicamentos de qualidade, a aquisição de lojas é geralmente feita pelas seguintes fontes:

1. Depósito da Loja Médica
2. Direcção Geral de Aprovisionamento e Eliminação
3. Directamente de vendedores e fabricantes inteiros
4. Convite à apresentação de propostas
5. Compra de emergência no mercado local

1. **Depósito de Loja Médica (MSD).** Esta organização tem seis depósitos de lojas médicas (MSD) em Mumbai, Chennai, Calcutta, Karnal, Hyderabad e Guwahati. Os artigos comprados por estas organizações são sujeitos a várias unidades de teste em casa em Chennai e Mumbai. Funciona numa

base sem fins lucrativos e sem perdas.

2. Direcção Geral de Aprovisionamento e Eliminação (DGS & D). A DGS & D lança concurso e coloca a encomenda. O pagamento só é efectuado após a verificação do relatório de inspecção pelo indentro na Performa prescrita.

3. Compra directa a vendedores ou fabricantes inteiros. Compras directas a vendedores inteiros, os fabricantes são feitos seguindo um procedimento de compra adequado. Os materiais são então recebidos e armazenados nos seus locais relevantes em condições de armazenamento adequadas.

4. Convidando os Concursos. As propostas são convidadas de vários fornecedores, sendo geralmente escolhido o proponente com a proposta mais baixa para fornecer a encomenda. Contudo, o preço e a qualidade também são considerados.

5. Drogas de Emergência do Mercado Local. Artigos não disponíveis no MSD< DGS & D e qualquer medicamento de emergência que esteja fora de stock podem ser imediatamente adquiridos no mercado local. Para este formulário de compra é preparado em duplicado. Uma cópia é enviada para o departamento e outra cópia é retida na farmácia. isto evita que o departamento em questão reordene o mesmo artigo.

C. Ordem de compra - Após a selecção do fornecedor, o Farmacêutico Chefe ou qualquer outra autoridade adequada prepara uma ordem de compra dando uma descrição detalhada, especificação, preço e qualidade de embalagem necessária, etc. dos artigos. Esta ordem de compra é escrita e constitui a prova de contrato entre o comprador e o fornecedor. O número de cópias varia de hospital para hospital.

1. A cópia original é enviada para o fornecedor.
2. Uma cópia da secção de contabilidade
3. Um exemplar para o departamento de Compras
4. Um exemplar para o departamento
5. Quinto e sexto exemplares para o departamento de recepção em causa
6. Sétima cópia como cópia histórica

A nota de encomenda deve indicar claramente os termos e condições, ou seja, preço, qualidade e prazo de entrega. Deve haver um acompanhamento regular do pedido de compra, para que os medicamentos e fornecimentos possam ser recebidos atempadamente.

D. Recepção do aviso de recepção - Depois de fazer a encomenda ao fornecedor, enviando uma cópia da nota de encomenda, o fornecedor, por sua vez, envia o aviso de recepção da encomenda dizendo que poderá fornecer a mercadoria com os termos e condições que são mencionados na nota de encomenda.

E. Recepção de medicamentos - Na recepção de medicamentos, deve existir um sistema nas lojas onde o fornecimento de medicamentos recebidos do fabricante nas lojas médicas é devidamente verificado por pessoa especialmente designada para o efeito. De preferência a mesma pessoa é responsável pela revisão dos stocks, data de validade, descrição, quantidade, número de lote, tal como mencionado no formulário de encomenda.

A amostragem aleatória pode ser feita para garantir que os produtos confirmam as especificações propostas, como a data de validade e qualquer sinal visível de deterioração, tais como mudança de cor e de pastelaria, etc.

Se tal deterioração for observada, o assunto deve ser comunicado ao superintendente médico e a autorização do inspector de drogas local deve ser concedida e mesmo a informação deve ser enviada ao fabricante.

Após o exame minucioso dos medicamentos, o oficial acima mencionado deve dar "nenhuma objeção em aceitar o fornecimento" por escrito nas cópias hospitalares do desafio de entrega. Facturas através da assinatura e data. A factura recebida do fornecedor é enviada para a secção de contabilidade para ser exacta, juntamente com o preço e a quantidade. Após verificações, a secção de contas certifica e passa, a factura para pagamento e, nesta base, o caixa faz o pagamento quer por cheque/desconto.

F. Distribuição de medicamentos às enfermarias - Os medicamentos devem ser fornecidos na embalagem original dos fabricantes. No entanto, se não for possível fazê-lo, então isso deve ser fornecido nas embalagens limpas, para que a integridade e as propriedades originais possam ser preservadas. O nome e a qualidade do fármaco devem ser devidamente rotulados. É sempre aconselhável que sejam tomadas precauções adequadas para eliminar os "recipientes originais vazios", a fim de evitar a sua utilização indevida. Os recipientes devem ser destruídos na presença de uma pessoa responsável com uma declaração escrita por ele assinada.

O Farmacêutico Chefe deve visitar as enfermarias para verificar se os fármacos estão devidamente armazenados em condições especiais de armazenamento como o frio, a temperatura fria e à temperatura ambiente.

CONTROLO DE INVENTÁRIO

A gestão de drogarias baseia-se nos princípios de controlo de inventário. A má gestão das lojas e a inaplicabilidade das técnicas científicas e modernas foi identificada como a causa raiz do armazenamento de material na maioria dos hospitais.

Objectivos do Controlo de Inventário

    a. Fornecer os fármacos a tempo.
    b. Reduzir o investimento em inventários e tornar-nos efectivos em investimentos de capital.
    c. São feitos esforços para adquirir mercadorias a um preço mínimo sem negociar a qualidade.
    d. Para evitar a ruptura e a escassez de stock.
    e. Evitam-se os estilhaços.

Técnicas de Controlo de Inventário

As ferramentas e técnicas mais comuns e mais amplamente utilizadas que são aplicadas para o planeamento, aquisição, movimento de armazenamento e controlo de materiais num armazém hospitalar são ;

1. Análise A.B.C.
2. Análise V.E.D.
3. E.O.Q.
4. Lead Time
5. Estoque tampão

(1) . A.B.C. Análise: A.B.C. Análise é uma ferramenta básica com uma abordagem selectiva para concentração sobre os itens. De acordo com esta análise, os itens são classificados em três classes:

    a. Uma aula
    b. Classe B

c. Classe C

Os artigos de **"uma classe"** são cerca de 10%-15% do total dos artigos em número mas formam quase 70%-80% do custo total dos artigos. Enquanto os itens de **'classe B'** formam cerca de 20%-25% do stock total e custam cerca de 15%-20% do investimento total nos itens. Os artigos de **'classe C'** são artigos muito baratos que formam cerca de 60%-70% do inventário total, mas requerem 5%-15% do custo total dos artigos. Como esta é uma abordagem selectiva para exercer o controlo do inventário, e se um item cai na **'classe C'** mas é da maior importância e não é fácil de adquirir, então deve ser dada mais atenção à aquisição do mesmo.

Como a análise ABC é realizada de um ângulo de investimento de capital e baseia-se no princípio de poucos, muitos triviais e, portanto, um maior grau de atenção é centrado em poucos vitais, o que afecta o resultado final. Cada item do inventário é listado por ordem de valor anual da sua utilização.

(2) Análise V.E.D: A análise VED baseia-se na importância do item e no seu efeito sobre o funcionamento e eficiência de um hospital.

(a) . **Vital Drugs(V)** : Tais drogas são categorizadas como vitais, cuja ausência(SEM STOCK) não pode ser tolerada mesmo durante um único dia. Isto significa que a sua ausência significaria a paralisação do trabalho do hospital/entrada/paciente.

(b) . **Drogas essenciais (E): As** drogas essenciais são aquelas sem as quais um hospital pode funcionar, mas podem afectar a qualidade do serviço até certo ponto, mas não muito seriamente.

(c) . **Drogas desejáveis (D): As** drogas desejáveis são aquelas cuja ausência não afectará o funcionamento do hospital/terminal/departamento/paciente e podem ser geridas a nível de gestores de nível inferior.

(3) . **EOQ:** Economic Order Quantity é a "Quantidade de material a encomendar de uma só vez, o que minimiza o custo". O custo total inclui geralmente o custo de aquisição \, custo de encomenda, e custo de transporte.

(i)   . O custo de aquisição pode ser minimizado através da colocação de cotações e do convite à apresentação de propostas.

(ii)   . O custo de encomenda é o custo de encomenda de materiais, incluindo o custo dos portes de correio, telefone, etc.

(iii)   . O custo de transporte é o custo de manter o material nos armazéns, incluindo o aluguer do armazenamento, o custo de caixas e prateleiras, etc.

O EOQ pode dar-nos a quantidade óptima que deve ser encomendada para compra e, neste momento, é alcançado um equilíbrio entre os dois factores, ou seja, o custo de aquisição e o custo de transporte. Pode ser calculado a partir da seguinte fórmula.

$$EOQ = \sqrt{\frac{2A \times O}{C}}$$

Onde A= Requerimento anual ou periódico

O= Custo do pedido
C= Custo de transporte por unidade

Após o cálculo do EOQ, a frequência ou número de artigos a encomendar pode ser calculado dividindo o consumo anual pela quantidade da encomenda.

EOQ determina a quantidade óptima a encomendar, quer em termos de dinheiro ou de unidades físicas e a taxa de rotação óptima.

(4). Lead Time. É o tempo decorrido entre a colocação da encomenda e a recepção dos medicamentos no departamento. Quanto maior for o tempo de espera, maior é o stock de segurança, resultando em excesso de investimento em inventários. Na medida do possível, devem ser feitos esforços para diminuir o tempo de espera para um controlo eficaz do inventário.

BUFFER STOCK

O stock tampão é utilizado em caso de emergência para satisfazer as exigências imprevistas. Por outras palavras, refere-se à quantidade mínima de um determinado artigo que deve ser mantida nas lojas a todo o momento. O stock tampão pode ser calculado utilizando a fórmula.

Estoque tampão = (Taxa máxima de consumo / média diária - taxa de consumo/dia)^x Lead Time

O stock tampão precisa de seguir factores a ter em consideração, como por exemplo:

    i.   Lead Time

    ii.   Natureza do artigo e taxa de consumo

    iii.   Disponibilidade de substitutos

    iv.   Nível de reordenação

    v.   Custo do stock

INFORMATIZAÇÃO MODERNA DO CONTROLO DE INVENTÁRIO

Actualmente o Centro Nacional de Informática (NIC) está a trabalhar arduamente na preparação de software que facilite o controlo adequado do inventário através da implementação de princípios aceites de material

gestão como a análise ABC, 'Last in first out', etc., minimizaria as hipóteses de validade dos fármacos expirarem enquanto estiverem armazenados através da transferência de stocks dos depósitos excedentários para os depósitos deficitários.

As informatizações servirão os seguintes propósitos:

    i.   Menos investimentos

    ii.   Menos armazenamento

    iii.   Rápido fornecimento de medicamentos

    iv.   Controlo sobre a emissão de drogas

    v.   Desperdício mínimo

    vi.   Pagamentos Prontos

CAPÍTULO 5

5.   SISTEMA DE DISTRIBUIÇÃO DE MEDICAMENTOS EM HOSPITAIS

Um dos serviços básicos prestados pelo departamento de farmácia hospitalar é a distribuição de medicamentos. O sistema de distribuição de fármacos divide-se em três grandes categorias:
- i.   Sistema Ward Controlled;
- ii. Sistema baseado em impressão controlada por farmácia;
- iii. Sistema de emissão de doentes controlado por farmácia.

Na primeira categoria. Pode ser o sistema de **"cesto de produtos"** que ocorre quando a enfermaria escreve uma ordem para a farmácia para todos os medicamentos que antecipa durante um determinado período de tempo durante dois ou três dias. A farmácia monta então a encomenda e envia-a para a enfermaria sem ver as encomendas originais de medicamentos em regime de internamento escritas pelo médico. Tais sistemas raramente são vistos em hospitais públicos com um departamento de farmácia.

A segunda categoria de **sistemas de impressão baseados em farmácias** é normalmente utilizada. Nestes sistemas, uma gama definida de medicamentos está disponível em cada enfermaria e é gerida pelo pessoal das farmácias. Tradicionalmente, tais sistemas têm sido responsáveis pela distribuição de 75% a 80% dos fármacos internados, sendo o restante fornecido directamente ao paciente.

As terceiras categorias são os sistemas que se baseiam na **questão directa do paciente**. Neste sistema, os medicamentos são emitidos ao paciente e não à enfermaria e podem ser classificados como sistemas de dose unitária. No sistema de dose unitária é onde cada dose é entregue pela farmácia.

SISTEMA DE DISTRIBUIÇÃO DE DROGAS SERVIÇOS AMBULATORIAIS

Ambulatório refere-se aos pacientes que não ocupam camas no hospital ou em clínicas, centros de saúde e outros lugares onde os pacientes ambulatórios vão normalmente para os cuidados de saúde. Em suma, o departamento de ambulatório é conhecido como **O.P.D.** O paciente com doença menor e comum vai ao O.P.D. para consulta com o médico. Após examinar o doente, se o médico sentir que não há necessidade de o internar na enfermaria do hospital, prescreve os medicamentos e o doente é obrigado a obter os medicamentos prescritos na farmácia do hospital e levar para casa esses medicamentos.

A receita escrita pelo médico é levada ao farmacêutico para composição e distribuição. Após cuidadoso exame da receita, o farmacêutico efectua a composição. Os medicamentos compostos são enchidos em recipientes adequados que são devidamente rotulados. O farmacêutico calcula também o preço da receita preenchida que é entregue ao doente.

Os hospitais geralmente dividem a sua carga ambulatorial em três categorias:
1. Emergência;
2. Encaminhamento ou cuidados terciários;
3. Cuidados primários; e
4. Ambulatório

Ambulatório de emergência

Uma pessoa que recebe cuidados de emergência ou acidentais para condições que requerem atenção médica imediata.

Consulta ambulatorial

É encaminhado directamente para o departamento ambulatorial pelo seu médico/dentista assistente para um tratamento específico, que não seja um tratamento de emergência.

Cuidados primários

Os cuidados primários são cuidados maioritários. Descreve uma gama de serviços adequados para satisfazer a grande maioria das necessidades diárias de saúde pessoal. Esta maioria inclui a necessidade de prevenção, manutenção da saúde e de avaliação e gestão de vários sintomas, problemas e aspectos crónicos da doença.

Doente Ambulatório

Um paciente ambulatorial é capaz de andar e, uma vez que os pacientes ambulatórios recebem cuidados de saúde primários e saem a pé, são erradamente chamados pacientes ambulatórios. No entanto, a maioria dos pacientes ambulatórios são ambulatórios.

Localização da distribuição ambulatorial

Não há nenhuma regra estabelecida quanto à localização da área de distribuição ambulatorial, de preferência no rés-do-chão do edifício e perto da entrada do edifício para fácil acesso pelos pacientes. Deve estar perto dos departamentos de registo central e de ambulatório, para que os doentes não encontrem qualquer dificuldade na sua localização.

A área de distribuição ambulatorial deve ser providenciada com uma disposição adequada dos assentos para que, se for necessário muito tempo para preencher a receita, o paciente possa esperar até que a receita seja preenchida.

Sistema de recibos

Os medicamentos numa farmácia hospitalar podem ser obtidos a partir de uma ou mais fontes, conforme descrito abaixo:

1. Directamente do fabricante
2. Directamente de todo o vendedor
3. Convidando as propostas
4. da farmácia local de venda a retalho
5. através de agentes
6. através de um centro de compras hospitalar ou corporação
7. da unidade de fabrico local do hospital.

Para a compra ou recepção de medicamentos, o requisito é anotado nos formulários prescritos, nos quais são fornecidos os dados completos relativos à descrição, especificação, embalagem, preço e quantidade necessária. Três cópias da exigência são preparadas, das quais uma cópia é enviada ao fornecedor, a segunda ao serviço de contabilidade e a terceira é retida pela farmácia. após a recepção dos fornecimentos, cada artigo é registado separadamente no registo de recibos que é devidamente mantido e visado pelo funcionário superior. A manutenção do registo dá pronta referência para a fonte de abastecimento, custo do medicamento, quantidade em mão, etc.

Sistema de emissão

Nenhum medicamento deve ser emitido sem a receita escrita por um médico responsável competente. Após a emissão, as quantidades fornecidas devem ser registadas no registo de emissão. Deve ser mantida uma conta adequada relativamente à quantidade recebida e à quantidade emitida. A diferença dá a qualidade do saldo em mãos, que deve ser fisicamente verificado para a manutenção adequada dos registos e das lojas.

Recuperação de custos e taxas de serviço

O preço a cobrar pelo preenchimento da receita deve ser razoável, justo tanto para o paciente como para o farmacêutico. O preço deve incluir o custo dos ingredientes, recipiente, tempo necessário e margem de lucro razoável.

Pré-embalagem de medicamentos em Farmácia Hospitalar

Na farmácia hospitalar, o conceito de pré-embalagem é utilizado tanto nos grandes como nos pequenos hospitais para satisfazer a procura de serviço farmacêutico. No pequeno hospital, o farmacêutico pode pré-embalar apenas os artigos que considere necessitarem de mais tempo, se forem preenchidos no momento da distribuição. Nos grandes hospitais é económico pré-embalar todos os artigos de stock da enfermaria, bem como os comprimidos, cápsulas, xaropes, pomadas e cremes frequentemente prescritos, utilizados por ambas as clínicas hospitalares. Aumenta a eficiência dos departamentos farmacêuticos Os comprimidos e as cápsulas são pré-embalados em pequenos recipientes de 12, 24, 48, 100, etc.

Factores que determinam o tamanho do pacote

Não existem regras rígidas e rápidas para determinar o tamanho da embalagem de um produto. Depende da situação local e da procura de um determinado produto. Os factores que, determinam o tamanho da embalagem são os seguintes :

1. Procura do produto, ou seja, se o produto é necessário diariamente, ocasionalmente ou sazonalmente. Por exemplo, analgésicos, antiácidos, anti-helmínticos, laxantes, antibióticos e toxoides são necessários durante todo o ano, enquanto que os anti-maláricos são necessários sazonalmente.

2. Quantas unidades devem ser embaladas e o número total de embalagens devem ser preparadas?
3. Que tipo de recipientes a utilizar de modo a manter as propriedades terapêuticas da preparação?
4. Se o produto é embalado à mão ou à máquina?
5. Se requer condições especiais de rotulagem?
6. Quais são as condições necessárias para a estabilidade do produto?
7. A pré-embalagem será económica ou não e qual será o custo do produto pré-embalado?

SERVIÇOS DE INTERNAMENTO HOSPITALAR

A distribuição de medicamentos para o departamento de internamento pode ser feita a partir da área de distribuição ambulatorial. O pessoal encarregado da distribuição de medicamentos aos pacientes externos pode efectuar a distribuição de medicamentos nos departamentos de internamento. Se a carga de trabalho for demasiado grande, pode ser contratado pessoal adicional. Este sistema será económico, uma vez que serão poupadas despesas adicionais no edifício e no pessoal. Além disso, este sistema tem a vantagem adicional de o Director ou o Farmacêutico Chefe poder exercer um grande grau de controlo e supervisão sobre as actividades do departamento.

O departamento de internamento pode ser localizado no rés-do-chão ou no primeiro andar do edifício, mas deve estar perto do departamento de ambulatório e localizado centralmente para que o pessoal possa lá chegar facilmente. A distribuição de doentes internados deve ser efectuada por um farmacêutico ajudado por pessoal qualificado e qualificado.

A farmácia hospitalar é um departamento multifuncional para armazenamento, distribuição, fabrico de fluidos IV e parenterais, etc. nos últimos anos, há uma tendência para operar farmácias satélite quer a nível de enfermarias quer com base em pisos. Este é um caso de serviço descentralizado.

Uma vez que no departamento de internamento uma grande parte do tempo de enfermagem é consumido pelas viagens frequentes à farmácia para obter medicamentos e aprovisionamentos, é apropriado e aconselhável que o farmacêutico hospitalar assuma a responsabilidade pelos medicamentos desde o momento da sua selecção até ao momento da sua administração. Os medicamentos nos postos de enfermagem podem ser classificados em duas categorias:

Existem quatro sistemas para o departamento de distribuição de medicamentos em regime de internamento hospitalar:

1. Sistema de ordem de prescrição individual
2. Sistema completo de stock de piso
3. Combinação de 1 e 2
4. Método de distribuição de dose unitária.

1. SISTEMA DE ENCOMENDA DE PRESCRIÇÃO INDIVIDUAL

Este sistema é geralmente utilizado em hospitais pequenos e/ou privados devido à sua consideração económica e reduz as necessidades de mão-de-obra. Este sistema tem as seguintes **vantagens:**

1. Todas as encomendas de medicamentos são revistas directamente pelo farmacêutico para que haja menos hipóteses de erros de medicamentos.

2. Proporciona uma ligação mais estreita entre o farmacêutico, médico, enfermeiro e o doente em matéria de medicamentos.

3. Proporciona um controlo mais estreito do inventário.

Este sistema tem certas **desvantagens:**

1. Pode haver um possível atraso na obtenção dos medicamentos necessários para administração ao paciente;

2. Aumento do custo para o paciente.

2. O SISTEMA "STOCK DE PISO COMPLETO".

Sob este sistema, o posto de enfermagem transporta medicamentos de "carga" e "não carga" para doentes. De acordo com este sistema, os medicamentos armazenados no posto de enfermagem e são administrados por um enfermeiro de acordo com a ordem da ficha do médico. Apenas os medicamentos habitualmente utilizados em quantidades consideráveis são estocados no stock de chão ou no stock da enfermaria. Os medicamentos raramente utilizados ou caros não estão incluídos no stock de chão, mas são dispensados quando a encomenda é recebida para os pacientes individuais. Este sistema é utilizado principalmente em hospitais onde as cobranças não são feitas aos pacientes.

Uma vez que estes medicamentos são utilizados em grandes quantidades, são pré-embalados em contentor padrão. O pessoal de enfermagem de cada andar ou enfermaria envia as suas exigências escritas de medicamentos de acordo com a lista fornecida para cada andar e enfermaria, diariamente para a própria farmácia do hospital ou através de um mensageiro e recolhe os medicamentos junto do farmacêutico. Este sistema tem as seguintes **vantagens:**

1. O medicamento está prontamente disponível para administração;
2. Retorno mínimo de drogas;
3. Reduzir as ordens de prescrição hospitalar;
4. Redução do número de pessoal necessário nas farmácias;

As **desvantagens** deste sistema incluem:

1. Aumento das hipóteses de erros de medicação devido à falta de revisão por parte dos farmacêuticos;

2. Uma maior oportunidade para o mau uso de drogas resulta em perdas financeiras;

3. Aumento do inventário de medicamentos;

4. Maiores possibilidades de deterioração de medicamentos devido à falta de instalações de armazenamento adequadas;

5. Maiores possibilidades de deterioração de drogas devido à degradação de drogas desapercebida; e

6. Aumento da carga de trabalho dos enfermeiros devido a actividades medicamentosas.

Os medicamentos na estação de enfermagem são conhecidos como **Floor Stock Drugs.** São classificados em duas partes.

1. Carregar Drogas para o chão

2. Medicamentos não sujeitos a cobrança, de stock de piso.

Dispensação de Drogas de Carregamento de Piso

1. Os fármacos de reserva para o chão são aqueles em que o paciente é cobrado por cada dose única que lhe é administrada. As selecções destes medicamentos em várias enfermarias são decididas pelo "Comité Farmacêutico e Terapêutico".

2. Uma vez preparada a lista de estoque do piso, torna-se da responsabilidade do farmacêutico hospitalar disponibilizar o medicamento.

3. Os fármacos de carregamento de stocks de chão são armazenados em vários postos de enfermagem.

4. Os pacientes são cobrados principalmente devido ao custo elevado de tais medicamentos. Tais fármacos incluem injecção ou outras formas de dosagem unitária.

5. Um envelope é utilizado para distribuir tais medicamentos em postos de enfermagem.

6. Sob este sistema, os envelopes pré-rotulados são preenchidos com uma quantidade pré-determinada de medicamentos específicos e são colocados à disposição da unidade de enfermagem; e

7. Quando o medicamento é administrado, o nome do paciente e o número do quarto são introduzidos no envelope e enviados para a farmácia para registo.

Dispensação de Drogas Não-Carregadas para Pisos

Os fármacos de reserva não sujeitos a carga são os medicamentos que são colocados no posto de enfermagem para a utilização de todos os pacientes no chão. Para estes fármacos, não haverá cobrança directa a partir da conta do paciente:

1. Os fármacos de stock de piso não cobráveis consistem numa lista pré-determinada de medicamentos disponíveis em cada unidade de enfermagem do hospital. Os fármacos de stock de piso não gratuitos são seleccionados com base no custo do medicamento, quantidade necessária, frequência de utilização, etc.

2. **O "método do cesto de medicamentos"** é adoptado onde as enfermeiras verificam os medicamentos em todos os quartos e no frigorífico e preparam uma lista principal para a farmácia;

3. As enfermeiras preenchem um formulário de requisição para a entrega de medicamentos no seu andar;

4. Quando há um recipiente vazio, a enfermeira coloca-o no cesto dos medicamentos;

5. Uma vez concluído o procedimento, o cesto de medicamentos contendo os recipientes vazios e a requisição de material de stock para o chão é então enviado para a farmácia;

6. Imediatamente de manhã, o pessoal da farmácia começa a encher cada contentor e distribui os medicamentos solicitados;

7. Uma vez concluído, o cesto é entregue ao chão através do serviço de mensageiro; e

8. Alternativamente, pode ser utilizada uma **Unidade de Dispensa Móvel**:

É um camião especialmente construído em aço inoxidável com 60 polegadas de altura, 48 polegadas de largura, e 25 polegadas de profundidade. É montado em pneus de fundo, quatro dos quais são do tipo giratório.

3. COMBINAÇÕES DE ENCOMENDA INDIVIDUAL DE MEDICAMENTOS E SISTEMA DE STOCK DE PAVIMENTOS

Este sistema é utilizado nos hospitais onde os pacientes pagam pela sua hospitalização e os hospitais utilizam o sistema de ordem individual de prescrição como o seu principal meio de distribuição, mas têm vários medicamentos no stock de chão.

4. DISPENSAÇÃO DE DOSE UNITÁRIA

Na dosagem unitária, os múltiplos de dose única de administração de medicamentos são preparados pelo farmacêutico que está pronto para administração a um determinado doente pela via prescrita e pelo tempo prescrito, em vez de fornecer recipientes de medicamentos a unidades de enfermagem onde o enfermeiro é obrigado a preparar os medicamentos para administração. Uma embalagem unitária é aquela que contém uma forma de dosagem farmacêutica completa, por exemplo, um comprimido, uma cápsula ou 10 ml de líquido oral, etc. Os líquidos são pré-medidos, os pós são pesados e diluídos com precisão, e as preparações parenterais são adequadamente diluídas e medidas com precisão em seringas esterilizadas prontas para administração.

As seguintes são algumas **vantagens** de um sistema de dose unitária;

1. Os pacientes recebem serviços melhorados 24 horas por dia e são cobrados apenas pelas doses que lhes são administradas.

2. Todas as doses de medicamentos necessárias no posto de enfermagem são preparadas pela farmácia, permitindo assim aos enfermeiros mais tempo para o tratamento directo dos pacientes.

3. Os erros terapêuticos são reduzidos devido ao controlo directo por parte do farmacêutico.

4. A duplicação excessiva de encomendas e trabalho em papel no posto de enfermagem e na farmácia é eliminada.

5. A contaminação devida ao manuseamento é eliminada.

6. Elimina o desperdício de drogas e o roubo.

7. É promovida uma utilização mais eficiente do pessoal profissional e não profissional.

8. Há mais espaço disponível nas unidades de enfermagem, eliminando o stock de pavimento volumoso.

9. Alarga a cobertura e controlo das farmácias em todo o hospital desde o momento em que o médico escreve a encomenda até ao momento em que o paciente recebe a dose unitária.

10. A comunicação das encomendas de medicamentos e sistemas de entrega são melhorados.

A dose unitária de distribuição tem as seguintes **desvantagens**

1. Requer mais espaço, uma vez que o material de embalagem aumenta a maior parte das formas

de dosagem.

2. Requer um maior número de pessoal qualificado e leigo na farmácia.

3. O custo do medicamento é aumentado para o paciente devido ao aumento dos custos de manuseamento.

Dois métodos de **distribuição de doses unitárias** são:

1. Sistema centralizado de distribuição de medicamentos por dose unitária (CUDD).
2. Sistema descentralizado de distribuição de medicamentos por dose unitária (DUDD).

1. Distribuição centralizada de dose unitária

1. Todos os medicamentos para doentes internados são distribuídos em doses unitárias e todos os medicamentos são armazenados na área central da farmácia e distribuídos no momento em que a dose deve ser dada ao doente.

2. Para operar o sistema como sistemas de entrega eficazes são utilizados vários carrinhos de medicamentos para transportar doses unitárias para o paciente e também para enviar uma cópia da encomenda original dos medicamentos do médico à farmácia para interpretação e enchimento directo.

2. Distribuição de dose unitária descentralizada

1. Isto funciona através de pequenos farmacêuticos satélites localizados em cada andar do hospital.

2. A farmácia principal é para a aquisição, armazenamento, fabrico e embalagem. Serve para todas as farmácias satélite.

3. Este tipo de sistema é utilizado num hospital com vários edifícios.

O seguinte procedimento é adoptado num hospital quando é adoptado o sistema de dose unitária descentralizada.

1. É preparado um *cartão de perfil do paciente* contendo a data completa, doença, e diagnóstico.

2. As receitas são enviadas directamente para os farmacêuticos que são depois introduzidas no cartão de perfil do paciente.

3. O farmacêutico verifica o pedido de medicamentos para alergias, interacções medicamentosas, testes laboratoriais de medicamentos, etc.

4. A programação de dosagem é feita e coordenada com o pessoal de enfermagem.

5. O cartão de perfil do paciente e o pedido de receita médica são preenchidos por técnicos de farmácia.

6. O farmacêutico verifica então os carrinhos antes da sua libertação.

7. Os enfermeiros administram os medicamentos e fazem a entrada nos seus registos.

8. No regresso à farmácia, o carrinho é novamente verificado.

Este processo requer a disponibilidade de um farmacêutico para consulta por médicos e pessoal de enfermagem.

POLÍTICA DE TARIFAÇÃO

O hospital deve ter um horário uniforme para a cobrança de medicamentos. Um preço equitativo dos medicamentos deve ser cobrado a todas as categorias de pacientes e deve ser tido em conta para proteger os interesses financeiros do hospital. Estas políticas podem ser categorizadas em vários sistemas, como por exemplo:

1. Uma taxa diária de medicamentos, ou tudo incluído ou sem taxas especiais

Neste sistema são estudadas as taxas para cerca de 250 pacientes e é calculada a sua taxa média diária para medicamentos e serviços farmacêuticos. Uma comparação da taxa efectiva, e a taxa diária projectada, produziria a mesma receita que o método de cobrança discriminado. Este sistema fornece serviços farmacêuticos de qualidade e permite ao hospital reduzir os custos administrativos e contabilísticos.

2. Uma taxa de exclusividade parcial

As acusações são feitas por drogas que não constam da lista "gratuita" ou "fornecida".

3. O conceito de honorários profissionais

Este conceito de taxa é a "taxa profissional exclusiva para cobrir todas as despesas de funcionamento, incluindo despesas gerais e compensação, mas não o custo real do medicamento e do contentor".

O conceito está a crescer bem e está preparado à medida que recupera despesas de farmácia, despesas totais. Este conceito de honorários profissionais não deve ser fundido com "mark up" ou "margem", pois estes termos implicam que uma percentagem dos preços por grosso ou de venda é utilizada como base para a recuperação de todas as despesas directas e indirectas.

4. Preço de ponto de quebra de olho

É um instrumento útil na análise global da relação entre volume de custos e é definido a um nível em que não há lucro nem perda.

Para este farmacêutico, deve verificar as despesas fixas e indirectas, incluindo as despesas de administração hospitalar, manutenção, limpeza, depreciação de instalações e equipamento. Vários custos como o custo de manutenção de ho8use, custos gerais (administração, luz, água) são calculados dividindo o custo real destes serviços pelo número de prescrições preenchidas.

5. Um sistema de taxa de custo mais elevado

Neste sistema, o farmacêutico mantém um melhor controlo utilizando a fórmula

Rendimentos desejados de drogas

custo dos medicamentos prescritos x 100 = percentagem acima do custo a cobrar pela prescrição

Ajuda no ajustamento das flutuações de custos, diferenças no valor da moeda, necessidade financeira. Oferece equidade ao hospital e aos pacientes.

6. Aspecto do lucro

Neste lucro é calculado em preço para o paciente, seguindo as seguintes formas:

1. Uma taxa fixa por receita; e
2. Acréscimo de percentagem pré-determinada do valor do ponto de equilíbrio.

Vantagens

1. Não haverá qualquer perda para o hospital porque o custo das despesas gerais de mão-de-obra aumenta de ano para ano, e é ajustado para cima.

2. Como o custo é pré-calculado porque a fórmula de preços é estabelecida, elimina as hipóteses de flutuações de preços.

Desvantagens

Este sistema é utilizado raramente porque os encargos finais recebidos por este sistema não têm qualquer relação com o preço do medicamento obtido de outro hospital ou farmácia de venda a retalho.

7. Preços computorizados

Este sistema é bastante justo e fornece preços de farmácia em linha informatizados. O programa informático pedirá apenas as seguintes informações.

1. Número do paciente
2. Número de identificação do medicamento
3. Factor de dose
4. Número total de doses distribuídas

Na fórmula de preços, os encargos são calculados adicionando o produto do custo total do medicamento e o factor de composição, ao produto da taxa de dose e do número total de doses recebidas. **Vantagens**

1. Oferece um relatório preciso e estatístico para o departamento de farmácia e contabilidade.
2. As acusações são justas.
3. Os pacientes são cobrados apenas pela dose administrada.
4. O paciente ou qualquer pessoa pode dar uma factura sistematizada para pagamento.

Agora está disponível o software de cálculo de custos de um dia para fornecer informações precisas sobre os custos e definem os serviços farmacêuticos sob três rubricas principais:

-- Produtos intermediários de medicamentos (DIPS)

   -- Produtos Intermediários Clínicos (CIPS)

   -- Produtos Intermediários do Serviço de Distribuição (DSIPs)

Cada um destes serviços está ligado entre si e ajuda na avaliação dos custos.

LABELLING

Na farmácia hospitalar, o conceito de pré-embalagem é utilizado tanto em hospitais pequenos como grandes. A rotulagem do medicamento pré-embalado é considerada como o passo mais importante em toda a operação. Uma rotulagem inadequada pode fornecer informações insuficientes no rótulo, o que, por sua vez, faria perder tempo ao pessoal médico e para-medicinal. Isto acaba por reflectir a exactidão do departamento de farmácia. Cada embalagem deve ostentar um rótulo com informações detalhadas. Por vezes, os rótulos nas embalagens exteriores fornecem mais pormenores, se o fabricante assim o desejar. O padrão da etiqueta é o que se segue:

1. Nome (nome próprio/aprovado, etc. ....)
2. Forma de dosagem
3. Força
4. Número do lote
5. Data de expiração
6. Direcção Especial, se necessário

1. **Nome:** O nome do medicamento deve ser datilografado/escrito de forma a ser legível e proeminente.

2. **Formulário de dosagem:** Para produtos que não sejam de uso oral, o tipo de forma de dosagem e administração de via deve aparecer no rótulo como (Injecção - Via Intramuscular)

3. **Força:** A força de um fármaco deve ceder no sistema métrico como um todo.

4. **Número do lote:** O número do lote é um parâmetro importante, que deve ser escrito juntamente com o nome e endereço do fabricante.

5. **Data de expiração:** A data de validade de um medicamento com prazo de validade limitado deve ser sempre mencionada no rótulo.

6. **Instruções Especiais:** Instruções especiais como "agitar bem a garrafa antes de usar", "apenas para uso externo", "não mastigar", etc., devem ser escritas como notas especiais no rótulo.

DISTRIBUIÇÃO DE MEDICAMENTOS A DOENTES AMBULATÓRIOS

Dependendo do tipo de pacientes ambulatórios do hospital, eles próprios são registados no balcão de registo desse hospital. As várias etapas envolvidas na dispensa são:

1. Uma vez terminado o registo, os pacientes são encaminhados para um determinado departamento.

2. O médico diagnostica então a doença e escreve uma receita com o nome, idade, sexo, número de registo, horário da medicação e doença.

3. O paciente produz a mesma receita perante o farmacêutico numa farmácia.

4. Ao dispensar uma receita médica, o farmacêutico deve tomar todas as precauções para eliminar erros. Ele não deve fazer qualquer expressão facial. A receita deve ser recebida sem levantar qualquer dúvida na mente do paciente.

5. No caso do farmacêutico necessitar de qualquer esclarecimento sobre a prescrição, deve contactar o médico sem o conhecimento do paciente.

6. O farmacêutico verifica os ingredientes e recolhe os materiais para a composição e distribuição. A maioria dos ingredientes são líquidos "a serem vertidos" ou comprimidos/cápsulas "a serem contados".

7. A prescrição composta é preenchida num recipiente e rotulada com instruções detalhadas incluindo nome, idade, sexo, número de registo e direcção de utilização e armazenamento.

8. O farmacêutico deve manter um registo para efeitos de contabilidade. Normalmente, a mistura, loção, pomada e pós não são registados. Mas medicamentos caros, por exemplo, injecção, antibióticos, etc., são emitidos para doentes pobres apenas sob a forma de medicamentos especiais.

9. A receita médica é devolvida ao doente para que o mesmo possa ser produzido por ele durante a sua próxima visita.

10. As receitas relacionadas com a agenda G, H, e X medicamentos devem ser escritas e tratadas com o fornecimento de Drugs and Cosmetics Act.

DISTRIBUIÇÃO DE DROGAS CONTROLADAS

Nos grandes hospitais, drogas perigosas como os derivados do ópio, morfina e petidina são utilizadas para vários fins. Barbitúricos e não-barbitúricos e não-barbitúricos são também utilizados como depressores do SNC. Para exercer controlo sobre o uso destas drogas, foi aprovada a Lei de Narcóticos e Substâncias Psicotrópicas de 1985 e tais substâncias estão inscritas no Anexo "X" da Lei de Drogas e Cosméticos de 1940.

Embora mantendo o stock destes medicamentos, eles devem ser mantidos sob fechadura e chave e devem ser recebidos e emitidos com precisão. Deve ser mantido um registo separado para os registar e é utilizado um procedimento controlado para emitir ou receber estes fármacos. As várias etapas são:

1. O Superintendente Médico é globalmente responsável pelo manuseamento de drogas controladas. O Farmacêutico Chefe compra, armazena e é responsável pela distribuição adequada de medicamentos dentro do hospital.

2. A prescrição de estupefacientes ao abrigo da "Narcotics and Psychotropic Substances Act",

1985, deve incluir as seguintes informações:

- (i) Nome completo do paciente
- (ii) Endereço
- (iii) Data
- (iv) Nome e força da droga
- (v) Quantidade de droga
- (vi) Assinatura do prescritor
- (viii) Dose e Rota de Administração

3. Se o medicamento necessário não se encontrar no stock da enfermaria, a receita médica controlada completa deve ser escrita num formulário em branco de receita hospitalar por um médico registado e depois assinada e enviada para a farmácia hospitalar.

Abreviaturas como p.r.n.(Pro Re Nata) ou S.O.S. (Si Opus Sit) devem ser desencorajadas para tais drogas.

O formulário preenchido juntamente com os recipientes vazios e a folha de inventário dos enfermeiros é enviado para a farmácia para distribuição. A receita médica assinada pelo médico registado permitirá também ao doente adquirir medicamentos em farmácia externa.

4. A entrega de estupefacientes da farmácia para as enfermarias e postos de enfermagem deve ser feita através de algumas pessoas de confiança.

5. As acusações por Substâncias Narcóticas e Psicotrópicas dependem da política do hospital. Pode ser como se as acusações pudessem ser feitas por doses individuais recebidas ou taxas fixas para todos os Narcóticos e Hipnóticos.

6. Após a distribuição de narcóticos pela farmácia, os enfermeiros retomam a responsabilidade pela administração, controlo e auditoria do inventário. Os enfermeiros em serviço contam fisicamente com narcóticos em cada posto de enfermagem para verificar os registos.

7. Ao administrar uma dose, se o paciente recusar ou o médico cancelar qualquer dose, é o dever da enfermeira destruir o medicamento no lavatório e registar "recusado pelo paciente" ou "ordem cancelada pelo médico". Os enfermeiros devem sempre manter um registo adequado em caso de desperdício/destruição/contaminação.

6. SISTEMA CENTRAL DE ABASTECIMENTO ESTÉRIL

O principal objectivo do processo de esterilização é remover ou destruir todos os microrganismos numa preparação ou sobre uma preparação e assegurar que a preparação/contentor está livre de microrganismos.

A tecnologia de esterilização "now-a-days" está a tornar-se importante uma vez que são necessários vários materiais estéreis para os departamentos de cuidados de saúde. O farmacêutico deve compreender claramente vários termos relacionados com a esterilidade.

Esterilidade. Ausência de microrganismos viáveis.

Esterilização. É um processo através do qual todas as formas viáveis de microrganismos são removidas ou destruídas.

Antiséptico. Uma substância que prende o crescimento de microrganismos em objectos vivos.

Desinfecção. Um processo que remove a infecção através da destruição do microrganismo. Este termo é normalmente usado para objectos inanimados.

Bactericida. Qualquer substância que mata bactérias.

Bacteriostático. Uma substância que retarda o crescimento de bactérias.

Viriside. Uma substância que mata os vírus.

Germicida. Uma substância que mata microrganismos causadores de doenças, mas não necessariamente esporos bacterianos.

TIPOS DE MATERIAIS PARA ESTERILIZAÇÃO

Embora nos hospitais, por várias razões económicas os recipientes não são examinados criticamente, mas é dever do farmacêutico estar plenamente consciente dos recipientes, encerramentos e materiais para esterilização.

Características essenciais se recipientes Ideais:

(i)   Não deve afectar o conteúdo.

(ii) Deve ser suficientemente forte para resistir às mudanças de temperatura e pressão.

(iii) Deve ser fácil de limpar e manter.

(iv) Deve proteger o conteúdo de radiações de luz nocivas.

(v)   Deve ser transparente e incolor.

MATERIAIS PARA RECIPIENTES

1. Vidro

    (a) Vidro de Soda de Cal

    (b) Boro-silicato de vidro

    (c) Vidro Neutro

    (d) Tubagem neutra para Ampolas

    (e) Vidro sem chumbo

    (f) Recipientes Sulfurados

    (g) Contentor tratado com silício

2. Plásticos

A. Tipo Termoplástico

    (a) Polietileno (Politeno)

   (b)   Politeno de Alta Densidade

   (c)   Policloreto de vinilo (P.V.C.)

   (d)   Poliestireno

   (e)   Politetrafluoro etileno (P.T.F.E.)

   (f)   Polimetil metacrilato (P.M.M.A./Perspex)

   (g)   Polipropileno

   (h)   Poliamida (Nylon)

   (i)   Policarbonato

B. Tipo termoconsolidante

   (a)   Fenol-formaldeído

   (b)   Urea-formaldeído

MATERIAIS PARA ENCERRAMENTO

1. Borracha natural

   (a)   Folha fumada

   (b)   Crepe pálido

2. Borracha Sintética

   (a)   Borrachas butílicas

   (b)   Borrachas de nitrilo

   (c)   Borrachas de cloropreno (Neoprene)

   (d)   Borrachas de silicone

Métodos de esterilização para diferentes materiais

Como são utilizadas variedades de materiais em hospitais para os quais a esterilização é uma condição essencial, existem diferentes métodos que são amplamente aplicados a esses materiais e preparações farmacêuticas. Estes incluem calor, filtração, métodos de radiações ionizantes, etc.

1. Aparelhos e recipientes de vidro

Geralmente o método de esterilização por calor seco é preferido em relação à esterilização por calor húmido, porque a secagem pós-calor à temperatura de 65°C é necessária em caso de esterilização por calor húmido. O aparelho de vidro é primeiro desmontado pelo calor e as aberturas são tapadas frouxamente com lã de algodão não absorvente ou protegidas com tampa de papel. O carregamento deve ser feito de forma a encorajar a rápida drenagem do ar.

2. Encerramentos

O método de esterilização por calor seco é utilizado para tampas metálicas soltas, enquanto as tampas de plástico termoestável revestidas com borracha e fecho de borracha para recipientes multidose são esterilizadas por autoclavagem. As tampas devem ser enroladas em papel e dispostas numa única camada para minimizar a retenção de ar.

3. Soluções de Injecções e Suspensões

B.P. prescreve 115° a 116° durante 30 minutos para esterilização por autoclavagem mas permite um tempo mais curto e uma condição de temperatura mais elevada, ou seja, 121°C durante 15 minutos se o medicamento for termo-estável. A maior parte das injecções contendo medicamentos termoestáveis são esterilizadas por autoclavagem.

4. Pensos e Tecidos Cirúrgicos

Números de materiais são utilizados em cirurgia para tratamento de feridas e infecções. Materiais como bolas de algodão de lã, gaze, gaze de fita, ligaduras, batas cirúrgicas, toucas, máscaras, toalhas, lençóis de borracha, roupa de carrinho requerem esterilizadores de curativos cirúrgicos especiais. Os pensos são carregados com muito cuidado para as câmaras. O ar é completamente removido e o vapor saturado seco é passado e após um período especificado, o fornecimento de vapor é cortado e os pensos são secados por meio de aspiração elevada.

5. Pós e Veículos Oleosos

Pós, veículos para injecção de óleo, bases de pomada (parafinas macias, parafina dura, woolfat, álcoois de lã, cera de abelhas) são esterilizados pelo método de calor seco. Os pós podem ser categorizados em dois grandes grupos:

1. Médico
2. Surgical

Os pós médicos destinam-se a condições de pele superficial, pelo que a esterilidade não é essencial, enquanto que os pós cirúrgicos devem ser esterilizados porque são utilizados para várias cavidades do corpo em grandes feridas ou queimaduras.

6. Termolabillas em pó

Para pós termolábeis, o gás de óxido de etileno é utilizado para esterilização.

7. Ar

O ar que entra ou o ar interno da sala pode ser esterilizado por radiações UV porque fornecem ar de qualidade bacteriológica adequada.

8. Injecção - Esterilização por método de filtração

Muitas injecções são esterilizadas por método de filtração enquanto que, como para algumas outras, é um método alternativo, por exemplo, Amitriptilina, Gentamicina, Heparina e Insulina, etc.

EMBALAGEM DE MATERIAIS

Como os artigos não são utilizados imediatamente após a esterilização, são tomadas precauções para assegurar a sua esterilidade até serem efectivamente utilizados. A contaminação pode ocorrer durante a exposição e por isso é necessária alguma forma de embalagem. O tipo/natureza da embalagem depende se o exterior do artigo deve ou não permanecer não contaminado. Vários materiais de embalagem que são utilizados antes da esterilização são alistados abaixo:

(i) Papel
(ii) Tecido
(iii) Filme de Nylon

1. Papel

Os sacos de papel proporcionam flexibilidade no tamanho e são práticos de utilizar. Deve ter as seguintes propriedades:

1. Deve constituir uma barreira contra as bactérias.
2. Deve ser permeável ao vapor e ao ar.
3. O papel deve ser de tal resistência à tracção que possa suportar o risco normal de manuseamento.
4. Deve ter uma força húmida adequada para resistir à esterilização a vapor.

2. Tecidos

Um método alternativo de embalagem é utilizar um tecido adequado de espessura dupla. Oferece uma penetração instantânea de vapor e é reutilizável. Mantém-nos estéreis, secos e livres de ataques de insectos. O calico cru é melhor tecido para embalagem do que o tecido de musselina porque a contaminação bacteriana ocorre menos prontamente quando o calico é utilizado.

3. Filme de Nylon

Está disponível sob a forma de tubos de várias larguras. São utilizados seladores especiais para fabricar sacos de comprimento adequado. Os tubos grandes são utilizados para embrulhar vários pacotes de pensos. Embora o filme seja resistente, mas é suave e bacteriologicamente aceitável na composição e aparência. É permeável ao vapor mas não às bactérias. Uma vez que o ar não escapa rapidamente, a rebentação pode ocorrer em condições de alto vácuo, o que pode ser evitado mantendo uma extremidade aberta. Outra vantagem da película de nylon é que pode ser usada várias vezes.

Métodos de embalagem

Para dar uma protecção correcta e uma esterilização adequada do conteúdo, são seguidos princípios gerais de embalagem:

1. O conteúdo deve ser organizado de forma solta.
2. O espaço deve ser ajustado de modo a que os artigos e as dobras sejam paralelos entre si.
3. O tamanho da embalagem deve ser o mais pequeno possível.
4. Materiais como toalhas de mão (bem tecidas) e folhas de borracha devem ser esterilizadas separadamente e num arranjo solto de embalagem.

1. Tambores metálicos

Os tambores metálicos são forrados com uma camada dupla de tecido de tamanho suficiente de modo a cobrir completamente o penso no topo. Os artigos são embalados paralelamente à parte inferior do tambor. Deve-se ter em mente que as aberturas no topo/baixo ou os orifícios devem ser o mais desobstruídos possível.

2. Caixas de Cartão

O conteúdo é embalado em papel/plástico/fabricado primeiro para dar protecção extra. Os artigos são colocados paralelamente ao lado da caixa com espaços entre eles.

3. Embalagens de tecido

As embalagens de tecido oferecem uma barreira protectora extra durante o armazenamento. O seu tamanho é de 0,3*0,3*0,5 m, o que é geralmente aceite. Não deve ser demasiado grande. Antes de envolver na camada dupla exterior de tecido, é sempre aconselhável embrulhar o artigo num pano de toalha ou papel para servir como superfície de trabalho estéril quando os artigos estão em uso.

4. Sacos de nylon

Para utilizar sacos de nylon como embalagem, deve ter-se em mente manter o máximo possível de ar a ser pressionado para fora antes de selar.

5. Sacos de papel

Uma embalagem interior de papel, por exemplo, 'crepe' é sempre utilizada para dar protecção aos sacos de papel.

ESTERILIZAÇÃO

Para a esterilização de produtos/materiais, são utilizados vários métodos de esterilização. Estes métodos podem ser classificados como sub:

(1) Métodos físicos
   (a) Esterilização por calor seco
   (b) Esterilização por calor húmido
   (c) Esterilização por radiação
(2) Métodos químicos
   (a) Esterilização gasosa
   (b) Esterilização com desinfectantes
(3) Métodos mecânicos
Esterilização por filtração

MÉTODOS FÍSICOS

(a) ESTERILIZAÇÃO DO CALOR SECO

Aplicação e usos

1. Para a esterilização de injectáveis, agulhas e seringas.

2. Aparelhos de vidro tais como frascos, pipetas, garrafas, copos e tubos de ensaio são esterilizados por este método. A sua boca é tapada com lã de algodão não absorvente.

3. Geralmente instrumentos metálicos como bisturis, tesouras, facas, espátulas, lâminas são esterilizados pelo método de esterilização por calor seco, uma vez que é menos prejudicial do que o calor húmido.

4. Drogas estáveis a 150°C e termoestáveis.

5. Os equipamentos utilizados para o processamento asséptico tais como argamassas, pilões, azulejos, etc. são convenientemente esterilizados por este método.

6. Este método é de particular valor no caso de injecções oleosas, bases de pomada, pós, lubrificantes farmacêuticos, etc.

A esterilização por calor seco é geralmente realizada num aparelho conhecido como "Forno de Ar Quente". É uma câmara metálica constituída por aço ou alumínio separada da caixa exterior por uma espessa camada de isolamento de fibra de vidro. A porta é de parede dupla e o lado interior tem uma junta de amianto que a torna estanque ao ar e evita a perda de calor. O calor é transferido da fonte para artigos em forno de ar quente por condução, convecção e radiação. É instalado um termómetro em frente do forno para anotar a temperatura durante a esterilização. O forno de ar quente deve satisfazer os seguintes requisitos:

   (i) Cada tem dentro do forno deve receber a exposição correcta do calor.

   (ii) A temperatura de esterilização deve ser atingida rapidamente e ser mantida com pouca variação.

Na parte superior do forno, há um ventilador e na parte inferior há uma câmara e na parte inferior há uma câmara na qual são instalados elementos de aquecimento.

A trabalhar

Durante a esterilização, o material a ser esterilizado é colocado no forno devidamente e a porta é fechada. É sempre permitido tempo extra para penetrar calor no material. A temperatura é ajustada para 150°C e o ventilador é deixado aberto até a temperatura do forno atingir 115°C. Ajuda na remoção da humidade dos recipientes/materiais a serem esterilizados. Quando atinge 115°C, o ventilador é fechado e a temperatura da estufa é permitida subir até 150°. O calor é transferido da fonte, principalmente por radiação e convecção. Após uma hora, o forno é desligado e é permitido arrefecer até cerca de 60°C.

Durante a esterilização por calor seco, todos os microrganismos vivos e os seus esporos são destruídos devido à oxidação das proteínas presentes nas células vivas. Embora o aquecimento a 250°C possa destruir todos os tipos de microrganismos e os seus esporos, mas isto também pode estragar o produto. Por conseguinte, a esterilização por calor seco a uma temperatura de 150°C-160°C dá resultados mais satisfatórios.

Precauções

(1) A sobrecarga deve ser evitada.

(2) Deve haver espaço suficiente entre o artigo para proporcionar uma distribuição uniforme do calor.

(3) Para evitar a quebra do aparelho de vidro, deve ter-se em mente arrefecer a temperatura do forno.

(4) As aberturas de artigos de vidro devem ser tapadas com lã de algodão não absorvente e embrulhadas mais adiante num papel.

Limitações

(1) Este método não pode ser utilizado a partir de medicamentos termolábeis, borracha e plásticos.

(2) Não é adequado para curativos cirúrgicos porque destrói a humidade natural das fibras e as torna quebradiças e descoloridas.

O microorganismo pode ser morto utilizando água quente, água a ferver, vapor à pressão atmosférica (vaporização) e vapor sob pressão reduzida (autoclavagem). A esterilização por calor húmido é mais potente do que a esterilização por calor seco:

(i) O poder de penetração do vapor é mais em comparação com o calor seco.

(ii) A capacidade térmica do vapor é muito maior do que a capacidade térmica do calor seco.

(iii) Durante a esterilização por calor húmido, os microrganismos são mortos devido à coagulação ou desnaturação das proteínas presentes nas células vivas do microrganismo e a coagulação ocorre a uma temperatura mais baixa devido à presença de humidade.

A esterilização por calor húmido pode ser classificada nas seguintes sub cabeças:

1. Autoclavagem
2. Aquecimento com Bactericida
3. Esterilizador eléctrico de água a ferver
4. Aquecimento com água a ferver
5. Tyndallisation
6. Pasteurização

1. AUTOCLAVEMENTO
Aplicações e utilizações

1. Este método é utilizado para a esterilização de aparelhos e recipientes de vidro (115°C durante 30 min).

2. Tampas plásticas de parafuso, forros de borracha, fechos, luvas de borracha devem ser autoclavadas.

3. É um método adequado de esterilização para soluções injectáveis (excepto injecções oleosas) e suspensões.

4. Os pensos cirúrgicos podem ser autoclavados para esterilização.

Aparelhagem e Trabalho

O autoclave é uma câmara cilíndrica forte, constituída por liga de alumínio/aço inoxidável. Na sua tampa existem vários controlos como, purgador de vapor, gaze de pressão, válvula de segurança e por vezes termómetro. O lado interior da tampa tem uma junta de borracha que a torna estanque ao ar. Para manter a sua tampa em posição, é dotada de porcas e parafusos de asas no interior da câmara. Há um cesto metálico perfurado ou um recipiente de arame no qual o material a esterilizar é embalado no interior, e uma junta na qual são instalados elementos aquecidos electricamente.

A câmara metálica perfurada é removida e a água é nivelada de modo a não tocar no fundo da câmara perfurada. O material a esterilizar é geralmente embalado de modo a deixar espaço para expansão e evitar quebras e depois é colocado na câmara. As tampas do fluido engarrafado devem ser aparafusadas firmemente de modo a não haver perigo de explosão, uma vez que as pressões internas são aproximadamente equilibradas pela pressão do vapor no exterior.

A tampa é colocada em posição com a ajuda de asas, porcas e parafusos. O respiradouro é aberto. A autoclave é ligada e a água é deixada a ferver. O vapor é deixado passar livremente da conduta de ar durante 5 minutos. Quando todo o ar é removido, o respiradouro de vapor é fechado e a pressão pode subir até 10 libras por polegada quadrada. B.P. permite a exposição de todo o conteúdo a 115°C a 116°C durante 30 minutos. Depois a autoclave é desligada e deixa-se arrefecer até a pressão cair para zero. Agora o ventilador pode ser aberto caso contrário, se a pressão interna for alta, pode levar a uma ebulição vigorosa e ao rebentamento de garrafas e ampolas seladas. O material esterilizado deve ser cuidadosamente recolhido através da abertura da tampa.

Princípio e Condições de Temperatura

Durante a esterilização por calor húmido, os materiais são esterilizados por vapor saturado a uma pressão mais elevada do que a pressão atmosférica. O tempo necessário para a esterilização dos materiais é inversamente proporcional ao vapor. A tabela mostra o tempo, temperatura e pressões variáveis do vapor saturado num autoclave.

A esterilização por calor húmido em pequena escala pode ser feita através da utilização de panelas de pressão.

Limitações

Este método não pode ser utilizado para substâncias termolábeis

2. AQUECIMENTO COM BACTERICIDA

Este método é útil para substâncias relativamente sensíveis ao calor que são estáveis a cerca de 100°C. A presença de bactericidas reduz a temperatura de esterilização. Agentes como o clorocresol (0,2%), nitrato fenilmercúrico (0,002%) são utilizados e requer aquecimento a 98°C-100°C apenas durante 30 minutos.

Aparelhagem

(a) **Um copo coberto,** Aquecimento é realizado num copo mergulhando o artigo em água a ferver. A parte superior do copo é coberta para manter o vapor em redor do recipiente.

(b) **Os Steamers,** Steamers são recipientes cilíndricos com um cesto dentro como num autoclave.

Cerca de 5 cm de água são colocados no interior e o material a ser esterilizado é colocado no cesto. O é colocado no interior.

3. ESTERILIZADORES ELÉCTRICOS DE ÁGUA A FERVER

É útil para grandes lotes de injecções. Tem um sistema automático de fecho da tampa, uma vez que o tabuleiro é baixado no interior e mantém a água a ferver. É um método oficial para medicamentos termolábeis porque oferece baixa temperatura em comparação com os autoclaves. Outra vantagem sobre a autoclave é que é barata e simples de operar.

Limitação

Não podemos utilizá-lo para solução oleosa ou suspensão. Do mesmo modo, não pode ser utilizado para solução ou suspensão de medicamentos instáveis a 98°C a 100°C.

4. AQUECIMENTO COM ÁGUA A FERVER

Este método pode matar o organismo vegetativo em 2-3 minutos e é utilizado para vários instrumentos. A água é fervida num recipiente ou utilizando um esterilizador eléctrico a ferver e é devidamente coberta com uma tampa. Este método é utilizado para a esterilização de tesouras, bisturis, agulhas, lâminas, seringas, facas, fórceps, etc.

5. TYNDALLIZATION

Este método era oficial em B.P. 1932, mais tarde foi eliminado. Envolve o aquecimento do material a uma temperatura de 80°C durante uma hora ou audição do material a uma temperatura de cerca de 100°C durante 20 minutos, durante três dias sucessivos. Mostra resultados bem sucedidos para meios de cultura contendo ingredientes sensíveis ao calor, tais como gelatina e açúcares.

6. PASTEURIZAÇÃO

Este método foi originalmente desenvolvido pelo 'Pasteur' para evitar o azedar do vinho. Agora é utilizado para tornar o leite macio embora não dê uma preparação estéril completa, daí ser utilizado principalmente para a esterilização do leite em plantas leiteiras. Existem três métodos de pasteurização.

(i) **O Método Holder - Neste,** o leite é aquecido a 62,8°C e mantido durante 30 minutos e rapidamente arrefecido. É sempre realizado em tanques de aço inoxidável revestidos com agitadores para evitar a formação de pele, pois o microrganismo na pele pode escapar à esterilização.

(ii) **H.T.S.T.** (High Temperature Short Time) ou método de flash - Isto envolve um aquecimento rápido a uma temperatura de 71,6°C e é mantido a esta temperatura pelo menos durante 15 segundos. O leite flui através de tubos horizontais estreitos que são aquecidos através da passagem de água na camisa exterior e em direcção oposta. Requer automatização, uma vez que erros humanos podem resultar em produtos inseguros.

7. ESTERILIZAÇÃO POR RADIAÇÃO

Este é outro método físico de esterilização. As radiações podem ser classificadas como:

1. **Ondas electromagnéticas**
    (a) Radiações de infravermelhos (I.R.)
    (b) Raios-x
    (c) Luz ultravioleta (U.V.)
    (d) Raios gama

2. **Partículas Minuciosas**
    (a) Partículas alfa
    (b) Partículas Beta

Como se trata de um processo muito dispendioso e podem ocorrer alterações deletérias, por isso são sempre tomadas precauções para a protecção contra a radiação. Apenas luz U.V., radiações IR, raios Gama e partículas beta são utilizadas para esterilização.

LUZ ULTRAVIOLETA

A luz ultravioleta é relativamente baixa energia e, portanto, raramente causa ionização.proporciona esterilização por excitação dos átomos a um estado excessivamente energético. A luz solar directa também pode destruir microrganismos uma vez que contém raios U.V. de longo comprimento de onda mas os raios U.V. de menor comprimento de onda são bastante prejudiciais para as células vivas que são absorvidas pela atmosfera da Terra.

Fontes de luz dos EUA

Os raios U.V. podem ser gerados ao passar uma corrente baixa em alta tensão através de vapor de mercúrio num tubo de vidro evacuado.

Aplicações

1. Para esterilizar o ar interno e/ou de entrada de áreas esterilizadas. Para estes fins, são instalados tubos U.V. na entrada da sala. O pessoal deve usar protecções oculares (ou máscaras faciais de plástico) e vestuário que cubra completamente a sua pele.

2. A luz UV é útil para manter as condições assépticas nos hospitais e nas casas de fabrico.

3. As lâmpadas U.V. são montadas sobre as portas do seu quarto, acima dos chefes de pessoal, nas paredes, ou no tecto para evitar infecções cruzadas nos hospitais.

4. É utilizado para a esterilização de substâncias termolábeis e para a melhoria da qualidade bacteriológica da água que é utilizada para a preparação não esterilizada.

ARREIOS GAMMA

Os raios gama são produzidos a partir do isótopo radioactivo do cobalto $60C_o$ e $13Cs$. O tempo e a dose de esterilização dependem da densidade e quantidade se o material. Os raios gama têm um grande poder de penetração. É principalmente utilizado para esterilização de cateteres de borracha, agulhas, pensos adesivos, filmes plásticos, tampas de alumínio, seringas de plástico, lâminas, etc.

Embora a esterilização por radiação pareça um método atractivo, pode levar a muitos efeitos indesejáveis como decomposição, alterações na cor, textura, potência e solubilidade.

Vantagens

1. Como o tempo de esterilização é muito pequeno, trata-se de um processo contínuo.

2. Este método é fiável para vacinas bacterianas e virais.

3. O aumento da temperatura é insignificante.

4. O material seco, húmido e congelado pode ser esterilizado.

5. Como a esterilização é feita após a embalagem final em contentores, não é necessário um manuseamento asséptico.

Desvantagens

1. O custo de investimento para a fábrica é muito elevado.

2. Para prevenir efeitos deletérios e perigos, são tomadas precauções elaboradas e dispendiosas.

3. O processo uma vez iniciado não pode ser controlado até que todo o isótopo radioactivo seja utilizado.

RADIAÇÕES DE INFRAVERMELHOS

As radiações de infravermelhos destroem os microrganismos pelo calor produzido e a sua absorção no material. Por conseguinte, são também conhecidas como **radiações térmicas.** Uma vez que a energia é convertida em energia térmica, a esterilização por radiações I.R. é feita em forno transportador que consiste num túnel isolado através do qual passa uma correia transportadora metálica. As radiações do R.I. são obtidas a partir de elementos do R.I. que são instalados no túnel acima da correia transportadora.

O processo envolve o material a esterilizar para ser mantido em bandejas (camada única) e estas bandejas são colocadas no tapete rolante. Neste processo, o material é esterilizado em 20 minutos a cerca de 180°C.

Aplicações e utilizações

1. É um método adequado para materiais sensíveis ao calor.

2. é utilizado para esterilização de recipientes de vidro, garrafas, aparelhos de vidro, tampas de alumínio.

3. O tempo de esterilização é muito curto e a temperatura sobe muito rapidamente.

MÉTODOS QUÍMICOS

Esterilização gasosa

É um método antigo de esterilização. Embora tenham sido utilizados vários gases como o óxido de etileno, formaldeído, propileno e brometo de metilo, apenas o óxido de etileno é amplamente utilizado porque pode esterilizar uma grande variedade de materiais sem qualquer dano.

Óxido de Etileno

O óxido de etileno é reactivo, inflamável, e incolor. A forma pura deste gás é altamente explosiva, portanto o gás é diluído com dióxido de carbono ou Freon para o tornar não-inflamável. Este gás é altamente difusível na natureza e pode penetrar em áreas que não são acessíveis a líquidos ou vapor.

Modo de acção - Como é um poderoso agente alquilante e devido à alquilação do sulfidrílico, carboxil, grupos hidroxil de proteínas e outros constituintes celulares importantes, os microrganismos são mortos.

Factores que afectam a eficiência

(1) Concentração

(2) Temperatura

(3) Humidade relativa

    (a) Durante a exposição.

    (b) Durante o período de pré-vácuo.

(4) Protecção física do microrganismo.

(5) Poder de penetração.

(6) Poder de absorção.

Os esterilizadores de óxido de etileno são utilizados tendo em vista que a câmara de exposição deve ser estanque ao gás e ser capaz de suportar alta pressão e vácuo. Há disposições para a admissão de ar esterilizado no final do processo. As camisas de água ou elementos de aquecimento são cortados no exterior ou a carga é aquecida e humidificada através da injecção de vapor na câmara. Uma bomba de vácuo é normalmente utilizada para remover a maior parte do ar na câmara.

Método: Câmara de exposição é carregada com materiais a serem esterilizados. É introduzida água suficiente para a manutenção da humidade. A porta é fechada e a temperatura é aumentada através da injecção de vapor para esterilizar a carga. A bomba de vácuo é utilizada para reduzir a pressão do ar no interior da câmara. A mistura de gás aquecido é então admitida até ser atingida a pressão correcta e a carga é exposta com gás durante tempo suficiente.

A tabela mostra o tempo de esterilização em condições de concentração e temperatura variáveis.

Aplicação e usos

1. É utilizado para a esterilização de vários equipamentos feitos de plástico, borracha, etc.

2. O óxido de etileno é utilizado com sucesso na esterilização de cobertores, agulhas, seringas plásticas.

3. Os pós a granel como o Talco e o Amido de Milho podem ser esterilizados por este método.

4. É adequado para materiais termolábeis porque pode ser realizado à temperatura ambiente ou ligeiramente acima.

Limitações

O custo de funcionamento é elevado e é um processo lento. Para além dos perigos da inflamabilidade, a toxicidade geral exige que sejam tomadas precauções especiais.

Esterilização por Desinfectantes

Em caso de emergência, todos os instrumentos cirúrgicos são esterilizados com desinfectantes. O instrumento a ser utilizado é mergulhado num desinfectante e lavado com água apirogénica para utilização, por exemplo, fenol, cresol com sabão, cloro, álcool, formaldeído, corantes e compostos de mercúrio, etc.

MÉTODOS MECÂNICOS

Esterilização por Filtração

A esterilização por filtração é outro método antigo utilizado para preparações injectáveis. Por este método, todas as bactérias vivas e mortas são removidas quando a solução é filtrada através de meios de filtração à prova de bactérias. Vários meios filtrantes são utilizados para a filtragem à prova de bactérias, o que inclui:

(i) Cerâmica Sinterizada

(ii) Almofada fibrosa

(iii) Vidro Sinterizado

(iv) Plástico Microporoso

Estes filtros funcionam por poros que são formados por fusão de porcelana, vidro sinterizado, metal, celulósico ou matriz de polímero plástico. A filtração envolve as bactérias a serem aprisionadas nos poros e a serem removidas da solução. Como os poros são de tamanho muito pequeno, requerem portanto muito tempo. Vácuo ou pressão ou ambos são utilizados para aumentar a taxa de filtração.

1. Cerâmica Sinterizada

(a) Porcelana não vidrada

(b) Kieselguhr

Consiste em velas à prova de bactérias compostas de porcelana ou kieselguhr. Estas velas são também conhecidas como velas de cerâmica.

Para a esterilização, a vela é colocada na solução a ser esterilizada e outra extremidade é ligada à bomba de vácuo para diminuir a pressão dentro da vela e ajudar na filtração da solução para dentro da vela. Quando a vela se enche, o processo é interrompido e a solução filtrada é recolhida. As velas filtrantes usadas são imediatamente embebidas em água destilada. Não lhes é permitido secar porque depois torna-se difícil desalojar os depósitos duros. Para desalojar os depósitos superficiais, as velas são sempre lavadas com água pirogénica na direcção oposta. As velas Kieselguhr são mais espessas do que as velas não vidradas do tipo porcelana e têm suportes metálicos fixados por cimento.

Aplicação e usos

1. Estes filtros são úteis para os medicamentos termolábeis.
2. Todas as bactérias vivas e mortas são removidas da preparação.

Limitações

Como o processo não é fiável, é necessário um teste de esterilidade. Não pode ser utilizado para suspensões e preparações oleosas.

2. Almofada fibrosa

Estas são almofadas macias de cerca de 3mm de espessura, geralmente de forma redonda. É composto por amianto misturado com celulose de madeira, o que mantém a porosidade elevada. Cada vez que é utilizada uma nova almofada para filtração, as probabilidades de contaminação são menores. Várias unidades são utilizadas para almofadas fibrosas.

    (i)   Tipo de vácuo
    (ii) Tipo de pressão
    (iii) Tipo de vidro
    (iv) Suportes grandes para almofadas individuais
    (v) Prensas de filtro
    (vi) Unidades Centrifugadoras

A filtração é realizada sob vácuo ou sob pressão, uma vez que as unidades do tipo vácuo têm a forma de um funil Buchner, composto de aço inoxidável altamente polido. Ao soltar as porcas das asas, podem ser separadas em duas partes. A parte inferior contém uma grade de arame ou placa perfurada sobre a qual a almofada é mantida. A solução a ser filtrada é enchida e é aplicado vácuo. O filtrado é recolhido e armazenado assepticamente.

Vantagens

1. Não há risco de contaminação, uma vez que é sempre utilizada almofada fresca.
2. Entupem menos facilmente do que outros meios de comunicação social.
3. São mais adequados do que a cerâmica ou o vidro para soluções viscosas.

Limitações

As mudanças de pressão bruscas podem quebrar as almofadas molhadas e causar contaminação. É altamente inadequado para uma solução fortemente alcoólica.

3. Vidro Sinterizado

É fabricado por pulverização de vidro borossilicatado de alta qualidade e sinterização de tamanhos apropriados em discos em moldes adequados, geralmente do tipo Buchner. O **ponto de sinterização** do vidro é aquela temperatura em que diferentes partículas aderem juntas sem derreter. Estes funis do tipo Buchner são conhecidos como "fUnnel de vidro sinterizado" e têm diferentes graus com diferentes tamanhos de poros. **O grau 5** é adequado para a remoção de bactérias.

Após a utilização, os filtros são imediatamente embebidos em água e depois o ácido sulfúrico concentrado quente é aspirado através do filtro. Finalmente, a água é passada até ficar isenta de ácido.

Tem a vantagem de ter muito pouca adsorção de medicamentos mas é impróprio para filtrações de grande volume.

4. Plásticos Microporosos

São geralmente conhecidos como "filtros de membrana" que são compostos por celulose regenerada (rayon), cloreto de polivinil, nylon e polivinil-acrilonitrilo. São fixados num funil de tamanho e forma desejados. São sempre suportados por gaze de arame, quando o filtro de membrana tem um tamanho de poro entre 0,005 mícron a 1 mícron, é conhecido como "Filtros Millipore". Destina-se à filtração à prova de bactérias. Nestes poros são tão finos que as bactérias são removidas mecanicamente.

Vantagens

1. A adsorção de medicamentos é insignificante.
2. A taxa de filtração é elevada.
3. Pode ser utilizado para testes de esterilidade por filtração.
4. As probabilidades de contaminação do filtrado são muito menores.

Limitações

São frágeis na natureza e a sua resistência química é muito menor.

Fornecimento de materiais esterilizados

Como o material esterilizado tem de passar por muitas mãos, torna-se muito importante fornecer uma embalagem especial para remover o conteúdo sem contaminação. As características desejáveis dos materiais de embalagem em que o material é fornecido devem incluir

1. Deve ser compatível com o processo de esterilização.
2. Deve oferecer protecção completa de armazenamento ao material.
3. Deve manter a esterilidade até ao momento da sua utilização.
4. Deve ser durável e deve proporcionar e facilidade de abertura para evitar explosões devido a diferenças de pressão.

Os materiais estéreis são fornecidos de tal forma que a esterilidade permanece até à sua utilização. Como as embalagens ou rolhas que se rasgam/abrem incontrolavelmente, que ao serem removidas podem causar explosão devido à libertação descontrolada de pressão. Assim, os recipientes selados são sempre testados para assegurar pressões adequadas no momento da utilização e para evitar tais incidências. Com este mesmo objectivo de controlar o rasgamento do plástico ou do papel de forma controlada, estes são sempre revestidos. Este revestimento elimina a ruptura de fibra ou película.

CAPÍTULO 7

7-DEMANDA E CUSTOS

Estimativa da procura

A produção de preparações farmacêuticas esterilizadas e não esterilizadas num hospital depende das exigências dos hospitais e está directamente relacionada com a procura futura. A previsão é sempre feita para estimar a procura actual e futura do produto. Existem métodos de estimativa da procura:

1. **Julgamento:** Baseia-se no julgamento do pessoal clínico e farmacêutico com base na sua própria experiência sobre a quantidade que será necessária para um determinado produto farmacêutico durante esse período.
2. **História passada:** Geralmente acreditamos que as exigências futuras se baseiam nas exigências passadas. O padrão de consumo passado de um hospital é alargado ao futuro através da construção de um gráfico de diferentes séries temporais e da sua extrapolação.
3. **Modelo casual:** As previsões dependem de vários factores como a procura de sangue total está relacionada com as admissões nas enfermarias de causalidade e emergência, enquanto que a procura de antibióticos está relacionada com o número de doentes com doenças infecciosas.

Fundição

Sempre que qualquer item é necessário em grande quantidade diariamente, então é económico. Assim, a análise custo-benefício é sempre feita porque é muito benéfica antes de se começar a fabricar um produto. O custo por unidade pode ser calculado e inclui os seguintes parâmetros.

Custo directo:

Custo das matérias primas

Despesas com contentores e encerramentos

Salários

Despesas com etiquetas e caixas de cartão

Taxas de teste

Custo indirecto:

Mudanças de água e electricidade

Mobiliário e manutenção da casa

Custo do escritório

Impressão e taxas estacionárias

Segurança e licenciamento gratuitos

Depreciações de máquinas e construção

Reparação de máquinas

Custo dos animais de laboratório

Agora o custo total inclui a soma do custo directo e o custo indirecto pro-rata por unidade pode ser calculado utilizando a fórmula

Custo por unidade = custo total / número de unidades

REQUISITOS DE PESSOAL

Ao planear o fabrico de um produto, é preciso ter em conta as necessidades de pessoal e especialmente o pessoal destinado a preparações esterilizadas deve ser o melhor e de elevada integridade.

Devem seguir estritamente os requisitos da G.M.P. e devem ser treinados para técnicas assépticas com a ajuda de programas de educação contínua. Seguem-se algumas precauções e exigências do pessoal em área asséptica:

1. Devem ser de boa saúde e livres de quaisquer condições dermatológicas que possam aumentar a contaminação microbiana.
2. Devem ter algum conhecimento sobre os princípios básicos do processo asséptico.
3. O movimento dentro da sala deve ser mínimo e o movimento de entrada e saída deve ser restringido durante as operações de enchimento.
4. Cada indivíduo deve usar uniforme esterilizado fresco após cada período de pausa.
5. O uniforme consiste em macacão para homens e mulheres, capuz para cobrir completamente o cabelo, máscara facial, sapatos de plástico, luvas de borracha esterilizadas, óculos de protecção.
6. Um chuveiro de ar é também utilizado para o pessoal remover quaisquer fragmentos soltos.
7. As conversas dentro da sala devem ser mínimas.
8. Coisas e artigos no chão não devem ser recolhidos para evitar contaminação.

PRÁTICA DE FABRICO E CONTROLO DA PRODUÇÃO

Fabrico esterilizado
Fabrico não esterilizado

FABRICO ESTERILIZADO

Parenerais de grande e pequeno volume: O volume de fluido injectável varia muito de fracções de mililitros a várias centenas de mililitros. O fluido intravenoso varia de um ml a 500 ml, ou mais de 500 ml. Os fluidos intravenosos de 500 ml ou mais são denominados como parenterais de grande volume (**LVP).**

Instalações e requisitos:

Para o fabrico estéril são necessários os seguintes equipamentos para satisfazer os requisitos da lei sobre medicamentos e cosméticos.

a. Equipamento de armazenamento para ampolas e frascos
b. Armários de armazenamento
c. Água ainda
d. Máquina de lavagem de Ampolas
e. Unidade de selagem de secagem Ampola
f. Unidade de enchimento e selagem
g. Funil de vidro sinterizado
h. Filtrar prensa
i. Forno de ar quente
j. Equipamento para avaliação e controlo de qualidade
k. Autoclave
l. Unidade de etiquetagem e embalagem

Instalações:

As instalações de fabrico incluem o grau máximo de limpeza em salas de enchimento asséptico, enquanto que as áreas circundantes proporcionam uma área tampão na qual os padrões de limpeza são ligeiramente inferiores aos mantidos em salas assépticas. Para a construção, requer o melhor material e desenho. Os tectos, paredes e pavimentos devem ser construídos com materiais fáceis de limpar e não porosos, de modo a evitar a acumulação de poeira e humidade.

Um dos melhores materiais para o pavimento é o cimento plástico cerâmico aplicado como uma camada espessa sobre o pavimento existente para dar uma superfície selada contínua. As divisórias metálicas móveis são utilizadas para a divisão de divisões, mas têm as desvantagens da visibilidade. O vidro é geralmente utilizado para divisórias e para uma boa visão de supervisão da unidade de fabrico. Os equipamentos de difícil esterilização são mantidos fora da área asséptica, caso se destinem a ser utilizados durante o processamento. São continuamente expostos ao processo de desinfecção.

Controlo ambiental: As normas de controlo ambiental podem variar consoante a área envolvida, o processamento, etc., requer um bom controlo ambiental prévio, e durante o processamento.

Controlo de tráfego: O controlo ambiental pode ser facilmente mantido se não houver tráfego de entrada e saída de abastecimentos e pessoas. Só devem ser autorizadas a entrar em áreas assépticas depois de seguirem os procedimentos prescritos, como mudar de roupa, lavar as mãos, calçar luvas, sapatos, ódio e máscara facial. Uma vez que entram na área asséptica, não lhes é permitido sair da área até que o ciclo de fabrico esteja concluído. As pessoas não autorizadas não devem ser autorizadas a entrar na área asséptica.

Manutenção: Geralmente a limpeza é feita no final do dia de trabalho ou durante a noite. Inclui toda a superfície como tecto, paredes, chão, equipamento de balcão, etc. Deve-se ter em mente que a limpeza nunca deve ser feita imediatamente antes do início do processo de produção, de modo a permitir o assentamento do pó do ar e permitir a conclusão da acção dos desinfectantes e radiações U.V.

Desinfecção: Toda a superfície deve ser desinfectada em área asséptica e o desinfectante líquido eficaz deve ser pulverizado ou limpo em toda a superfície.

Irradiação: Os raios U.V. são anti-bacterianos em acção; por conseguinte, produzem uma acção desinfectante sobre a superfície directamente irradiante. A irradiação directa da sala é feita quando o pessoal não está presente. Actua como uma boa fonte de redução da contagem bacteriana nas bancadas de trabalho, nos pisos. As lâmpadas são instaladas acima do nível da cabeça para que as pessoas presentes não sejam irradiadas e só irradiam o ar circulante para reduzir a contagem bacteriana durante o processamento. A melhor prática é utilizar raios de luz U.V. no cátodo frio da lâmpada de vapor de mercúrio que fornece uma elevada proporção de radiações.

Limpeza do ar: O ar na área asséptica pode ser uma das maiores fontes de contaminação, pelo que para manter as condições assépticas para além das várias precauções seguidas, é extremamente necessário limpar o ar antes de se permitir a sua entrada na área asséptica. As salas assépticas são geralmente classificadas em duas categorias:

1. Sistema convencional de sala limpa.
2. Sistema de sala limpa de fluxo laminar.
1. **Sistema convencional de sala limpa:** O termo sala limpa convencional é aplicado onde um menor grau de limpeza, tal como sala de classe 10.000clean, que é definida como um ambiente que não contém mais de 10.000 partículas por pé cúbico de 0,5 micrómetro e de maior tamanho.
A sala limpa convencional trata do manuseamento do ar, ou seja, o ar condicionado onde as partículas de pó, humidade e temperatura são controladas. Este ar desumidificado, arrefecido e filtrado é feito para entrar na sala a uma velocidade de 800ft/min. padrões convencionais de sala limpa, dependendo do volume total de ar em toneladas na sala.

Convencionalmente, dois aparelhos de ar condicionado, um ao nível do tecto e outro ao nível do banco são fixados numa sala. Os difusores são também utilizados para atirar as partículas para o canto. A bancada de trabalho é colocada na área central que é comparativamente limpa em comparação com as outras partes da sala. Assim, deixando a maior parte da área inútil, aumenta tanto o custo de manutenção como o custo de produção. Num arranjo limpo convencional há cerca de 16-20 mudanças de ar por hora, o que resulta na formação de partículas de pó. É muito difícil manter uma sala limpa convencional e o seu estabelecimento é desvantajoso por razões como por exemplo:

Muito espaço é desperdiçado.
A temperatura, humidade e poeira são controladas de uma só vez, o que se torna difícil.
Formação de bolsas de pó que contaminam a área. O sistema convencional de sala limpa não é adequado para as unidades de processamento asséptico, mas é utilizado para manter a limpeza geral no estabelecimento.
2. **Sistema de sala limpa de fluxo laminar:** O fluxo de ar laminar proporciona uma varredura total de uma área confinada porque todo o corpo de ar se move com velocidade uniforme ao longo das linhas paralelas, originando-se através do filtro HEPA ocupando um local inteiro da área confinada. Portanto, banha toda a velocidade do ar a 100±20 pés. /min. O sistema de fluxo de ar laminar

oferece várias vantagens em relação a um sistema convencional de sala limpa, que são as seguintes:

As pessoas que trabalham na zona não sentem o movimento do ar ou o arrepio.

Qualquer parte da sala pode ser utilizada sem qualquer restrição.

À medida que o corpo do ar se move com uma velocidade uniforme ao longo das linhas paralelas, a capacidade de transportar as partículas de pó é maior em comparação com o sistema convencional de salas limpas.

iv. Com a velocidade do ar a 100ft./min. A possibilidade de formação de partículas de poeira é insignificante, uma vez que não permite a fixação de partículas de poeira.

v. Há até 100 trocas de ar por hora por pé cúbico, o que permite bolsas de pó menores com menor custo de manutenção.

vi. A área estéril atingida é de muito alta ordem. Assim, não é necessário nenhum meio químico de esterilização.

vii. Ao contrário do sistema convencional de fluxo de ar, a humidade, poeira e temperatura são reguladas como um todo separado reduzindo a carga nos filtros e pode ser utilizado separadamente equipamento de arrefecimento e aquecimento para manter uma temperatura constante.

Existem basicamente três tipos de sistema de fluxo de ar laminar:

1) Sistema de fluxo de ar para baixo
2) Sistema de fluxo de ar horizontal
3) Sistema de fluxo de ar de parede para o chão

1) **Sistema de fluxo de ar para baixo:** Neste sistema, o fluxo de ar do exterior após ou em série de tratamento (passagem através de pré-filtros, precipitadores electrostáticos e filtros HEPA) livre de partículas de 0,1-0,3 micrómetros e maior dimensão é permitido entrar na área através de uma falsa lavagem do tecto e reentrar através do falso pavimento. O ar é re-circulado após ter passado pelo falso pavimento e tratado para ficar livre de partículas de pó. Este tipo de arranjo de fluxo de ar é dispendioso, uma vez que envolve a instalação de um conjunto duplo de filtros HEPA, o que aumenta o custo inicial. Este sistema pode resultar em contaminação, uma vez que as partículas de pó podem cair para dentro dos recipientes durante a operação de enchimento.

2) **Sistema de fluxo de ar horizontal ou transversal:** Neste sistema, o padrão do fluxo de ar está ao longo das linhas horizontais que podem introduzir contaminação devido à obstrução causada pelo operador na sala e todo o fluxo de partículas é perturbado.

3) **Sistema de fluxo de ar de parede para o chão:** Neste fluxo laminar é permitido entrar pela extremidade da parede e feito inclinado para o chão cobrindo a área da bancada de trabalho que é mantida asséptica. Empregando tal disposição, tanto as condições assépticas como não estéreis são alcançadas na mesma área. Isto é preferível sempre que um sistema portátil seja desejado. No entanto, o custo de instalação é muito elevado.

A estação de fluxo de ar laminar está preferencialmente localizada numa área onde não será sujeita a fortes correntes de ar provenientes de fontes externas ou a excessos na frente da capota. A campânula de fluxo de ar laminar é operada pelo menos 15 minutos antes da utilização para permitir que a campânula se purgue a si própria de partículas em suspensão. Antes da utilização, a grelha que protege o ar particulado de alta eficiência (HEPA) ou filtro absoluto pode ser aspirada e a superfície superior da área de trabalho pode ser limpa com um desinfectante adequado.

Numa típica campânula de fluxo de ar laminar horizontal, o ar da sala é aspirado na frente inferior através de um pré-filtro grosseiro, geralmente composto de vidro fiado. O ar é soprado para dentro da câmara de distribuição e através do filtro HEPA para manter uma velocidade de 230±90 cm/min. O filtro consiste em bancos de meio filtrante, uma composição de fibra de vidro ou material fibroso semelhante, separados por papel Kraft ondulado ou pregas de alumínio. Os separadores em ambos os lados dos filtros actuam como deflectores para dirigir o ar num fluxo laminar, ou seja; um fluxo paralelo uniforme. O filtro remove 99,97% de todas as partículas 0,3pm ou maiores, removendo assim material sólido inerte, bem como microrganismos transportados pelo ar. A construção do filtro e a velocidade do ar, não facilmente perceptível a um de pé em frente da capota, fornecem um corpo de ar que varre a bancada de trabalho e mantém este estado de limpeza. Este fluxo de ar direccional impede a formação de eddies de ar e mantém a integridade do ambiente interno. A pressão de ar exterior também impede a entrada de ar não estéril na zona da hotte.

Alguns exaustores de fluxo laminar estão equipados com manómetros de pressão estática de fácil leitura que indicam quando a pressão se acumula por detrás do filtro, possuindo o filtro até ao entupimento do mesmo.

Esta acumulação de pressão indica que o filtro HEPA precisa de ser alterado. O filtro de uma campânula de fluxo de ar laminar deve ser substituído quando a velocidade do ar na área da superfície de trabalho cair abaixo dos 22 m/min. Em condições normais, e se os pré-filtros forem trocados a intervalos mensais, os filtros podem durar um ano ou mais.

A instalação adequada do filtro HEPA é importante. Para determinar se o filtro está correctamente instalado e a funcionar, o fabricante ou certificador passa fumo de ftalato de dioctilo (DDP) para a entrada da campânula. O ftalato de dioctilo forma um fumo invisível com um tamanho médio de partícula de 0,34 m. Uma fuga no filtro ou instalação inadequada da campânula é indicada se o fumo passar através do filtro e for detectado por um fotómetro de fumo.

A instalação de capota laminar deve ser verificada de seis em seis meses quanto a fugas e funcionamento adequado. Um meio simples para determinar se a velocidade do ar é satisfatória com um anemómetro. Quando devidamente mantida, uma campânula de fluxo de ar laminar pode fornecer ao farmacêutico hospitalar um ambiente adequado para a preparação ou manuseamento de preparações esterilizadas.

Disposição da área de produtos esterilizados:

A área que não contém mais de 100 partículas por pé cúbico de 0,5 pm e tamanho maior pode ser alcançada pelo fluxo laminar dos filtros HEPA, enquanto que salas claras como a classe

10.000 podem ser definidas como "A área que não contém mais de 10.000 partículas por pé cúbico".

A área estéril pode ser dividida nas seguintes categorias:

1. Limpeza da área.
2. Área de preparação ou área de composição.
3. Área asséptica.
4. Área de quarentena.
5. Área de acabamento e embalagem.

1. Área limpa: Esta área tem paredes e tectos com material de revestimento por película. Não deve haver buracos, cantos ou saliências. O ar deve estar livre de sujidade e micróbios. A sala deve ser submetida a um mínimo de 10-15 mudanças de ar por hora. Todo o ar que entra deve ser passado por filtros com uma eficiência de pelo menos 95%.

2. Área de preparação ou de composição: Nesta área a fórmula é composta e para isso não é essencial que a área seja asséptica, mas são fornecidas medidas de controlo para controlar a poeira gerada pelos procedimentos de pesagem e composição. Os gabinetes e balcões são geralmente compostos de aço inoxidável. O tecto, as paredes devem ser feitas de tais materiais, impermeáveis à água.

3. Área asséptica:

a. O tecto, paredes e chão devem ser devidamente selados para que possam ser lavados e desinfectados quando necessário.

b. Todos os balcões são feitos de aço inoxidável e são construídos de tal forma que as partículas de sujidade não se acumulam.

c. Na medida do possível, os tanques de armazenamento, os tanques de mistura contendo os produtos compostos devem permanecer fora da área asséptica e depois o produto é introduzido na área asséptica através de condutas.

4. Área de quarentena: O objectivo da área de quarentena é que os lotes possam ser armazenados fisicamente segregados de lotes "em processo" ou de lotes aprovados num armazém fechado ao qual o acesso é restrito a uma pessoa responsável. Deve haver instalações para a segregação entre lotes e o sistema de armazenamento é concebido de modo a que o acesso fácil a cada lote de produto possa ser feito por uma pessoa aprovada, em caso de necessidade de reamostragem.

5. Área de etiquetagem e embalagem: Nesta numeração de lotes e sobre-impressão de etiquetas deve ter lugar. É necessário espaço adequado para a instalação de dispositivos de sobre-impressão e máquinas de embalagem. Apenas um tipo de rótulo de produto deve ser processado de cada vez.

FORMULAÇÃO DE PARENTERAIS

I. Veículo: Existem dois tipos de veículos que são normalmente utilizados para a preparação de injecções.

1. Veículo aquoso: A água é utilizada como veículo para preparações maioritariamente injectáveis porque é bem tolerada pela carroçaria e é mais segura para administrar. Os vários veículos aquosos utilizados são:

i. Água para injecção;
ii. Água para injecção livre de Co2:
iii. Água para injecção livre de ar dissolvido.

A água para injecção é a água estéril, livre de impurezas voláteis e não voláteis e de pirogénio.

Os pirogénios são os subprodutos do metabolismo bacteriano. E são polissacáridos na natureza. São termoestáveis, solúveis na água, não afectados pelo bactericida e podem passar por filtros à prova de bactérias.

O pirogénio pode ser removido da água através de um simples processo de destilação, utilizando uma armadilha eficiente que impede o pirogénio de entrar no condensador. Imediatamente após a preparação da água para injecção, o pirogénio é enchido nos recipientes finais e selado. Os recipientes são então esterilizados pelo método do calor húmido.

A água para injecção contaminada com pirogénio pode causar aumento da temperatura corporal se injectada. Assim, o teste de pirogénio é feito para assegurar que a água para injecção está livre de pirogénio.

2. **Veículos não aquosos:** Os veículos não aquosos normalmente utilizados são óleos e álcoois.
i. **Óleos:** Óleos fixos como óleo de rachis, óleo de semente de algodão, óleo de amêndoa são utilizados como veículos. Estes veículos oleosos são utilizados quando é necessário um efeito sustentado de droga ou quando os medicamentos são insolúveis ou ligeiramente solúveis em água.

Álcoois: O álcool etílico é utilizado na preparação de várias drogas, por exemplo; injecção de hidrocortisona. A hidrocortisona é insolúvel na água. Por conseguinte, a solução é feita com 50% de álcool. O álcool causa dor e danos nos tecidos no local da injecção, pelo que não é normalmente utilizado.

Propilenoglicol: É utilizado como veículo na preparação da injecção de digoxina. É relativamente atóxico mas causa dor na injecção subcutânea ou intra-muscular.

. **Agente anti-bacteriano:** Estas substâncias previnem o crescimento de microrganismos durante o armazenamento. Os agentes anti-bacterianos são adicionados em recipientes de dose única onde os produtos parentéricos são esterilizados pelo método de filtração. Seguem-se alguns dos agentes anti-bacterianos normalmente utilizados:

1. Fenol 0,5%
2. Cresol 0,3%
3. Cholorocresol 0,2%
4. Nitrato de fenil mercúrico 0,002%

. **Anti-oxidante:** Anti-oxidante é utilizado na formulação para prevenir a oxidação de medicamentos.

Os antioxidantes comummente utilizados são:

Thiourea, ácido ascórbico e meta-bissulfito de sódio.

, **Buffers:** Tampão é a substância que é adicionada à preparação para manter o PH na gama desejada.

PLANEAMENTO E PROCESSAMENTO DA PRODUÇÃO:

1. **Limpeza dos equipamentos**
Todos os equipamentos devem ser desmontados para que as peças internas possam ser limpas cuidadosamente com uma escova rígida utilizando um detergente eficaz.
Depois, através de enxaguamento é feita com água destilada.
Por vezes a solução de dicromato é utilizada para artigos de vidro, tubos de borracha seguidos de enxaguamento com água destilada.

2. **Limpeza de recipientes e fechos:** Estão disponíveis vários tipos de dispositivos para a limpeza de recipientes de produtos parenterais. A selecção depende do tipo de contentor a ser utilizado. Os fechos são agitados vigorosamente em solução quente de fosfato de sódio a 0,5%, enxaguados várias vezes com água e, finalmente, água destilada.

3. **Preparação da solução ou suspensão:** O produto a ser preparado pode apresentar-se sob a forma de solução aquosa ou solução oleosa ou suspensão. Vários ingredientes da formulação são recolhidos num único local onde a composição deve ser feita. Deve ter-se em mente que a solução deve ser preparada em condições assépticas.

4. **Filtração:** Se a solução contiver qualquer partícula estranha, deve ser filtrada através de filtros à prova de bactérias tais como filtros Seitz, filtros de membrana e filtros de vidro sinterizado. Os filtros de membrana são constituídos por vários polímeros como ésteres celulósicos, fluoreto de polivinilideno, etc. Os filtros de membrana podem ser facilmente esterilizados por autoclavagem ou vaporização. São muito eficazes, não reactivos e descartáveis. A pressão positiva é normalmente utilizada durante a filtração por esterilização.

5. **Enchimento do produto em ampolas/virais:** O produto filtrado é enchido em ampolas ou frascos com a ajuda de máquinas semi-automáticas ou automáticas em condições assépticas. Nesses casos, todos os materiais utilizados são esterilizados e a esterilidade é ainda mantida através da utilização de bancos de fluxo de ar laminar que fornecem ar muito limpo. Este ar flui segundo linhas paralelas e varre todo o pó. Em pequena escala, o enchimento pode ser feito com seringas hipodérmicas fixadas com agulhas longas, buretas, etc., enquanto se enchem as ampolas, devem ser tomadas precauções para que a agulha não toque no pescoço da ampola para evitar fissuras e manchas no momento da selagem.

6. **Vedação:** A selagem deve ser feita imediatamente após o enchimento, apenas em condições assépticas. A selagem das ampolas é feita por dois métodos.
i. Método de selagem da ponta (fusão).
ii. Método de selagem por tracção.

No método de selagem da ponta, a ponta das ampolas é derretida e o calor é fornecido por todos os lados. O derretimento do vidro irá formar um talão e assim fechar a abertura enquanto no método de selagem por tracção, a ampola abaixo da ponta é derretida e rodada uniformemente. À medida que o vidro derrete, a ponta das ampolas é puxada.

Os frascos e garrafas são selados encaixando o fecho de borracha com a ajuda de vácuo e, em seguida, as tampas de alumínio são posteriormente colocadas à mão ou por método mecânico.

7. **Esterilização:** A esterilização é feita por vários métodos, dependendo da natureza da

preparação. No caso de medicamentos, a esterilização é efectuada em autoclave a uma temperatura de 115°-116°C durante 30 minutos ou num forno a 150°-160°C durante uma hora. Para os medicamentos termolábeis, a esterilização é feita por filtração através de filtros à prova de bactérias. No caso de veículos oleosos, a esterilização é feita pelo método de calor seco.

8. Teste para controlo de qualidade: Os testes seguintes são realizados para manter a qualidade de parenteral.

i. Teste de esterilidade.

ii. Teste de clareza.

iii. Teste de fugas.

iv. Teste do pirogénio.

i. Testes de esterilidade

Toda a preparação parenteral deve estar em conformidade com o teste oficial de esterilidade IP. Isso significa que o produto deve estar livre de microrganismos vivos e seus esporos.

Princípio

A amostra a ser testada é transferida para um tubo contendo meios de cultura estéreis em condições assépticas para o crescimento de microrganismos aeróbicos e anaeróbicos. O crescimento pode ser facilmente detectado porque o meio claro se torna turvo. São utilizados os seguintes meios de cultura:

1. O fluido a ser testado é transferido para um tubo de ensaio contendo meios de cultura estéreis em condições assépticas para o crescimento de microrganismos aeróbicos e anaeróbicos. O crescimento pode ser facilmente detectado porque o meio claro se torna turvo. São utilizados os seguintes meios de cultura:

2. Meio de digestão da caseína de soja (para detecção de fungos e bactérias aeróbias).

Controlos

Os seguintes controlos devem também ser feitos juntamente com o teste de esterilidade:

1. **Primeiro controlo:** O meio para a detecção de bactérias é incubado a 30-35°C durante 7 dias. Do mesmo modo, o meio para a detecção de fungos é incubado a 20-25°C durante 7 dias. Se o meio for estéril, não deve haver crescimento.

2. **Segundo controlo:** Cada meio é incubado à temperatura requerida durante 7 dias após a adição de uma suspensão de microrganismo. A suspensão de aerobe, anaerobe e fungos são adicionados separadamente a cada um dos meios de cultura. O crescimento precoce e copioso do microrganismo prova que o meio é capaz de suportar o crescimento microbiano na condição predominante.

3. **Terceiro controlo:** Aqui cada meio é incubado em duas porções. A ambas as porções é adicionada uma suspensão de um aerobe, ou uma suspensão de um anaerobe ou uma suspensão de um fungo, respectivamente. A uma porção é adicionada a quantidade da preparação parenteral em teste. Após incubação por não mais de 7 dias a 35°C deve haver crescimento precoce e copioso provando que a preparação parenteral não tem qualquer actividade anti-microbiana.

Teste de esterilidade:

O teste pode ser realizado utilizando o método A ou o método B em atmosfera estéril.

Método A (método de filtração por membrana)

Neste filtro de membrana estéril de tamanho de poro 0,45 p é utilizado numa unidade de filtro esterilizado. O fluido estéril A (solução diluída de digestão péptica em água) é adicionado em quantidade suficiente para humedecer a membrana.

Se a preparação parenteral a ser testada for uma solução aquosa, a quantidade prescrita é aspirada através do filtro. Se a solução a ser testada for antimicrobiana, lavar a membrana, passando através dela 3 quantidades sucessivas de 100 ml de cada um dos fluidos A, para que o ingrediente antimicrobiano seja completamente lavado ou reduzido a uma concentração muito baixa não inibidora. Podem ser utilizadas duas membranas; uma para cada teste ou uma membrana. Neste último caso, a membrana é dividida em duas metades iguais, uma para cada teste.

Uma membrana ou metade da membrana é removida assepticamente e colocada em 100 ml de meio fluido tioglicolato e incubada a 30-35°C durante não menos de sete dias. A outra membrana ou a outra metade da membrana é imersa em 100 ml de meio de digestão de caseína de soja, e incubada a 20-25°C por um período não inferior a 7 dias.

Óleos, soluções oleosas e pomada podem ser diluídos ou dissolvidos num diluente estéril adequado, tal como miristato de isopropilo (e não um anti-microbiano) e filtrados através do filtro de membrana. A membrana é lavada através de três quantidades sucessivas de 100 ml de cada um do fluido estéril B (que é apenas o fluido A ao qual foi adicionado polissorbato 80). O polissorbato 80 assegura a solução da substância oleosa ou gordurosa no fluido A. Depois é seguido o mesmo procedimento que o indicado para a solução aquosa.

Método B (método de inoculação directa)

Para solução aquosa e suspensões a quantidade prescrita de líquido é aspirada através de uma pipeta esterilizada ou com uma seringa e agulha esterilizadas. É transferida e misturada com o meio em condições assépticas. O meio é então incubado à temperatura especificada durante um período não inferior a 14 dias.

Se o material a ser testado tornar o meio turvo, uma porção adequada do meio é transferida para meio fresco entre o terceiro e o sétimo dia de incubação. Tanto o meio antigo como o fresco são incubados durante um total de 14 dias.

No caso de óleos e suspensões oleosas em teste, um agente emulsificante estéril sem actividade antimicrobiana como o polissorbato 80 é adicionado ao meio para ajudar na emulsificação e na fácil mistura do óleo no meio

As pomadas são diluídas com líquido estéril e a solução é misturada com o meio. Em ambos os casos, os meios são incubados por um período não inferior a 14 dias.

Interpretação dos resultados

Se não for encontrado crescimento durante o período de incubação ou no final do se, a preparação a ser testada passa o teste.

Se o crescimento for encontrado e se for possível demonstrar que é devido a algum contaminante durante o teste de esterilidade e não porque a preparação não é estéril, o teste pode ser repetido da mesma forma. Se não for encontrado crescimento, o material ou preparação passa o teste.

Se for encontrado crescimento, um segundo re-teste é permitido sob certas condições. Se novamente o crescimento aparecer, a preparação falha no teste.

2. Teste do pirogénio:

Este teste é realizado para verificar a presença ou ausência de pirogénios em todos os produtos parentéricos aquosos. Os coelhos são utilizados para realizar este teste porque a temperatura do seu corpo aumenta quando os pirogénios (estímulos externos) são introduzidos no seu corpo por via parenteral.

Para este teste, são seleccionados três coelhos saudáveis com um peso mínimo de 1,5 kg cada. Nenhum coelho é seleccionado se

i.   Tem uma temperatura normal superior a 49,8°C;
ii.   Foi utilizado num teste positivo durante as últimas duas semanas ou num teste negativo durante os últimos dois dias.

Se os animais forem utilizados para o primeiro, é efectuado um "teste falso". Para esta injecção intravenosa de 10ml/kg de salina normal é injectada neles. Qualquer animal que apresente um aumento da temperatura de 0,6°C ou mais é injectado para o teste.

Teste para o pirogénio:

O teste é realizado numa sala com ar condicionado. Durante o teste, os alimentos e a água são retidos aos coelhos durante a noite. O termómetro clínico é inserido como dispositivo de registo de temperatura no recto de cada coelho a uma profundidade não inferior a 7,5 cm. Duas leituras normais da temperatura rectal devem ser feitas antes da injecção de teste com um intervalo de meia hora e a média destas duas leituras é calculada. A isto chama-se temperatura inicial.

Agulhas, copos, seringas, etc. a serem utilizados para este teste devem ser feitos sem pirogénio - por primeira lavagem com água para injecção e aquecimento num forno de ar a 250°C durante uma hora. O ensaio de injecção e aquecimento é aquecido a 38°C e injectado lentamente através de uma veia auditiva numa dose de 0,5 a 10 ml por kg de peso de coelho, as leituras de temperatura rectal são mais do que registadas com um intervalo de meia hora até seis leituras.

Interpretação dos resultados:

A resposta de cada coelho pode ser detectada subtraindo a temperatura inicial da temperatura máxima, que é a temperatura mais alta registada. A adição de três respostas de três coelhos dá a soma das respostas. Se a soma não exceder 1,4°C e se a resposta de qualquer coelho individual for inferior a 0,6°C, a preparação passa o teste. Se a soma for superior a 1,4°C ou se a resposta de qualquer coelho individual for igual ou superior a 0,6°C, continuar o teste usando 5 outros coelhos. Novamente se a soma de todos os coelhos for inferior a 3,7°C e se a resposta individual de não mais de três coelhos for igual ou superior a 0,6°C, a preparação a ser testada passa no teste.

3. Monitorização da matéria particulada

A matéria particulada em produtos parentéricos é definida como matéria insolúvel móvel não desejada. As partículas maiores do que o tamanho de R.B.C. são muito perigosas porque podem bloquear os vasos sanguíneos, o que pode levar a resultados graves.

A matéria particulada pode entrar a partir do número de fontes que podem ser classificadas como:

Os materiais de contaminação intrínsecos   originalmente presentes em todas as soluções; Contaminações extrínsecas   do ambiente (derramamento do corpo e roupas de as pessoas, tectos, paredes e mobiliário do quarto).

Método de controlo da contaminação por partículas:

Método visual

Este teste é realizado segurando o gargalo do recipiente cheio contra um ecrã fortemente iluminado. Depois é lentamente rodado, invertido e examinado para excluir a possibilidade de partículas estranhas. Se alguma matéria particulada for visível, essa injecção é rejeitada. Os inspectores não devem efectuar a inspecção durante mais de duas horas de cada vez.

Filtração

Este método destina-se à contagem de partículas em fluido hidráulico. Envolve a passagem das amostras líquidas através de um filtro e examina o material recolhido na superfície do filtro sob um microscópio. Este método requer técnicos qualificados e altamente treinados. A única dificuldade neste método é com partículas oleosas, porque o óleo tende a ser absorvido pelo filtro de membrana e as partículas não são medidas.

Bloqueio ligeiro

Este método permite uma avaliação automática das partículas em óleos hidráulicos. Permite que um fluxo do fluido a ser testado passe entre uma fonte de luz branca brilhante e um sensor de fotodíodos. Este instrumento é capaz de detectar a área da secção transversal das partículas porque bloqueia o caminho da luz e o tamanho da partícula é considerado como um diâmetro de um círculo de área equivalente.

Contador Coulter

O contador Coulter baseia-se no princípio de que se observa um aumento da resistência entre dois eléctrodos (ambos os lados de um orifício) à medida que a partícula se aproxima e passa através do orifício. Requer a adição de um electrólito antes da avaliação. Pode detectar partículas com diâmetro inferior a 0,1pm.

4. Embalagem com selo defeituoso

A validade da integridade do fecho é de importância vital para a preparação parenteral. Por conseguinte, os testes seguintes podem ser performados:

i. **Teste de fugas:** Este teste é realizado apenas para ampolas que tenham sido seladas pelo método de fusão para ver se as ampolas são seladas correctamente e não vazam para o exterior para estragar a embalagem. Se a selagem não for perfeita, o conteúdo pode ser deteriorado pela contaminação atmosférica.

O teste de fugas é realizado numa câmara de vácuo (produzindo uma pressão negativa). As ampolas são mergulhadas em 1% de solução de azul de metileno de sódio na câmara de vácuo e é aplicado vácuo. Após algum tempo, o vácuo é libertado e a entrada do corante na preparação parenteral é verificada. A presença do corante na ampola confirma a fuga e por isso é rejeitada. Geralmente a autoclavagem das ampolas é feita num banho de tintura. As ampolas e garrafas não são sujeitas a isto porque o material de selagem utilizado não é rígido.

ii. **Método do detector de faíscas:** Quando o produto é termolábil (por exemplo, vacinas), as fugas podem ser testadas usando um detector de faíscas. Uma faísca através de uma fonte de alta voltagem é observada sempre que há qualquer fuga no recipiente ou, por vezes, se as ampolas forem cheias com um gás inerte, o brilho no interior da ampola indicará integridade.

FABRICO NÃO ESTERILIZADO

A operação de fabrico é geralmente económica quando o hospital está a ter grandes exigências. Os hospitais interessados no fabrico de medicamentos são obrigados a obter uma licença adequada e a seguir os quadros de regras da lista M. A parte 1 da lista M trata das boas práticas de fabrico, enquanto a parte 2 trata das exigências de instalações e equipamentos, do edifício utilizado para o fabrico, processamento, rotulagem de embalagens e testes. O equipamento utilizado para o fabrico deve ser fabricado, concebido, instalado ou mantido com vista a atingir a máxima eficiência. Para o fabricante de cada preparação é adoptada uma fórmula principal ou um procedimento pormenorizado.

Fabrico de orais líquidos:

As preparações líquidas são utilizadas para facilitar a administração e rápida absorção por aqueles indivíduos que não conseguem engolir formas sólidas de dosagem. As formas de dosagem oral líquida podem classificar as-

i. Forma de dosagem de líquidos monofásicos - misturas, xaropes e elixires.
ii. Dosagem de líquidos bifásicos - suspensões, emulsões.

De acordo com o horário M ou medicamentos e acto cosmético, recomenda-se uma área mínima de 30 m² em 1940 para orais líquidos.

Xaropes: os xaropes são preparados aquosos concentrados de açúcar ou substituto do açúcar com ou sem adição de aromatizantes e substâncias medicinais, os xaropes que contêm aromatizantes mas não substâncias medicinais são chamados **veículos não medicinais ou aromatizados.** Os xaropes servem como veículos de sabor agradável para substâncias medicinais a serem adicionadas posteriormente. Quando o xarope contém um agente terapêutico ou medicinal do que a preparação é chamado de **xarope medicado.** Os xaropes proporcionam um meio agradável de administrar uma forma líquida de um medicamento de sabor desagradável.

Os xaropes também são feitos usando sorbitol, que é feito por um álcool hexaídrico através da redução da dextrose. Está disponível como um sólido branco e é utilizado sob a forma de solução a 70%. Os álcoois polícdricos são adicionados em pequenas quantidades para inibir a cristalização da sacarose.

Para o fabrico de xaropes é considerada uma concentração de 65% em peso (p/p). Uma solução diluída de sacarose (menos de 65%) pode suportar o crescimento de bolores e bactérias e uma solução saturada de sacarose pode levar à cristalização. É sempre aconselhável preparar xaropes em pequenas quantidades. Estes são preparados quer por aplicação de calor, quer através de agitadores mecânicos. Por vezes utilizam-se percoladores em que a água pode passar lentamente através de uma cama de sacarose cristalina, dissolvendo-a assim. Grandes quantidades requerem a incorporação de um conservante como o parabeno de metilo, ácido benzóico ou benzoato de sódio.

Emulsões: uma emulsão é uma forma de dosagem bifásica de dois líquidos imiscíveis, um dos quais é distribuído sob a forma de glóbulos no outro líquido. Tornam-se miscíveis pela adição de substâncias terceiras conhecidas como agente emulsionante. O líquido que se decompõe em glóbulos é chamado fase dispersa ou fase interna e o líquido em que os glóbulos são dispersos é conhecido como fase contínua ou fase externa.

As emulsões são de dois tipos:

Tipo de óleo em água (o/w)
Água em óleo tipo (c/o)

A emulsão pode ser preparada através dos seguintes métodos;

Método da goma seca
Método da goma húmida
Método do frasco
Outros métodos (homogeneizadores e misturadores)

Para os métodos de goma seca e húmida, quantidade fixa de óleo, água e goma são misturados de uma forma especificada para fazer emulsão primária. Depois adiciona-se mais veículo para a preparação do produto final.

Vários homogeneizadores e misturadores são utilizados para a preparação de emulsões.

1. **Homogeneizador de mãos:** Este homogeneizador é operado manualmente e a emulsão grosseira é passada através de um orifício fino. A emulsão é colocada na tremonha do homogeneizador. O movimento para cima e para baixo da pega faz com que a emulsão grosseira atravesse a válvula homogeneizadora e a emulsão passe através de um orifício fino. A emulsão é finalmente quebrada em glóbulos finos de tamanho uniforme.
2. **Moinhos coloidais:** As emulsões passam por uma parte do estator e rotor deste moinho e a velocidade é normalmente ajustada entre 2000-18000 r.p.m. devido à acção de corte, é produzida uma forma muito fina de emulsão.
3. **Silverson misturador emulsificador:** É constituído por uma cabeça de trabalho em aço inoxidável contendo lâminas de rotor para emulsificação. A cabeça é suspensa para que possa ser imersa nos líquidos a emulsionar. É dada uma rotação de alta velocidade e o material é expelido através da

peneira.
Suspensão:

As suspensões são a forma bifásica de dosagem líquida do medicamento destinado a administração oral aplicação externa e para uso parenteral. Consistem geralmente em partículas sólidas finamente divididas entre 0,5 e 0,5 microns suspensas num veículo líquido ou semi-sólido. A dimensão das partículas da fase dispersa é uma consideração importante no processo de formulação. A suspensão destinada à aplicação tópica deve ter um tamanho de partícula pequeno para evitar uma sensação de areia e para proporcionar uma grande cobertura da área de aplicação. A suspensão é uma forma de dosagem ideal para pacientes que não conseguem engolir comprimidos ou cápsulas. As suspensões são de dois tipos :

i. Suspensão floculada.
ii. Suspensão não ocupada.

Diz-se que a suspensão é floculada quando as partículas individuais estão em contacto umas com as outras e formam uma rede como estrutura e diz-se que é defloculada se cada partícula individual existir como uma entidade separada. As suspensões em pequena escala são geralmente preparadas usando o método de pilão e argamassa. No entanto, são utilizados moinhos coloidais ou homogeneizadores em grande escala.

Fabrico de preparação para uso externo:

A preparação destinada a uso externo inclui pomadas, emulsões, pastas de solução, cremes, etc. De acordo com o horário M do acto farmacêutico e cosmético de 1940, recomenda-se uma área mínima de 30 m2 para instalação básica. Seguem-se os equipamentos gerais necessários para o seu fabrico:

1. Tanques de mistura
2. Tanques de armazenamento
3. Misturadores eléctricos/mecânicos
4. Chaleira, gás de vapor ou emulsionante adequado
5. Moinho coloidal ou moinho de rolos triplos
6. Moinho de unguentos ou moinho de rolos triplos
7. Equipamento de enchimento líquido
8. Equipamento de enchimento de frascos ou tubos
9. Equipamento de selagem de tubos

Ungüentos:

As pomadas são preparações semi-sólidas destinadas à aplicação externa na pele ou na membrana mucosa. São utilizados para emolientes, protectores ou outros efeitos superficiais ou podem conter medicamentos que devem ser absorvidos sistemicamente.

As pomadas podem ser preparadas pelos seguintes métodos.

1. Método de Trituração

2. Método de fusão
3. Método de reacção química
4. Método de emulsificação
5. Utilização de misturadores mecânicos

1. **Método de titulação:** Este método é utilizado quando a base é mole e o medicamento é insolúvel na base ou quando um líquido está presente em pequena quantidade. O medicamento e a base são cuidadosamente misturados numa placa de unguento utilizando espátula de aço inoxidável.

2. **Método de fusão:** Quando uma base de unguento contém vários ingredientes de diferentes pontos de fusão, evitará o sobreaquecimento de substâncias com pontos de fusão baixos. O medicamento é adicionado lentamente à massa derretida até que se forme um produto homogéneo.

3. **Ungüentos preparados por reacção química: A** reacção química está envolvida na preparação de várias pomadas, por exemplo; pomada de Iodine, Iodine é misturada com óleo de açafrão num frasco cónico com tampa de vidro e aquecida num banho de água a uma temperatura não superior a 60°c. A cor castanha transforma-se em preto esverdeado. A parafina macia amarela é derretida e misturada bem.

4. **Método de emulsificação:** Neste componente gordo é derretido e a fase aquosa que contém o ingrediente solúvel em água é também elevada à mesma temperatura. As duas fases são trituradas bem para formar uma massa semi-sólida.

5. **Utilização de misturadores mecânicos:** Quando é necessário preparar grandes quantidades, estes misturadores são utilizados. O medicamento em muito fino estado de sub-divisão é adicionado lentamente à base já presente no misturador rotativo. Após uma dispersão uniforme, a pomada é passada através de um moinho de rolos para assegurar uma dispersão completa.

Pastas

As pastas são preparações semi-sólidas destinadas a aplicação externa a semelhantes. São rígidas na natureza e não derretem nem a temperatura normal, formando assim um revestimento protector sobre as áreas a que são aplicadas. São geralmente preparadas pelo método de fusão ou trituração.

Cremes

Para o fabrico de cremes, os ingredientes solúveis em óleo são aquecidos a cerca de 75°C. As substâncias solúveis em água são aquecidas separadamente a uma temperatura ligeiramente superior a 75°C. Depois, a fase aquosa é lentamente adicionada à fase oleosa com agitação constante para obter o produto desejado.

FORMULAÇÃO NÃO ESTERILIZADA

1. Mistura expectorante para a tosse
Cloreto de amónio I.P- 550 gm

Bicarbonato de amónio I.P- 200 gm

Carbonatos de sódio I.P- 820 gm

Liq. Extractos de alcaçuz I.P   500 ml

Óleo de anis I.P   500 ml

Xarope de tolu I.P   1500 ml

Parabeno de metilo I.P15 gm

Propyl paraben I.P ---5 gm

 Xarope simples I.P -10000 ml

 Água destilada q.s a 25 litros

2. **Mistura antiácida**
 Gel de hidróxido de magnésio I.P--- 1 kg

 Gel de hidróxido de alumínio I.P-1,5 kg

 Sódio C.M.C.I.P500 gm

 Água de hortelã-pimenta I.P100 ml

 Xarope simples2 litros

 Metilparabeno I.P- 15 gm

 Propyl paraben I.P - 5 gm

 Água destilada q.s25 litros

CAPÍTULO 8

8- Serviços de informação sobre drogas

Agora um farmacêutico hospitalar está em condições de alertar o médico de quaisquer reacções adversas encontradas dentro do hospital devido ao uso de um determinado medicamento. Todas essas informações podem ser fornecidas ao médico pelo farmacêutico do hospital através da biblioteca da farmácia. Isto é possível porque, para além dos últimos textos e revistas, o farmacêutico hospitalar pode permanecer em contacto diário com o representante do serviço médico de vários fabricantes de fármacos. Muita literatura e informação vital pode ser recolhida a partir de várias fontes, se o farmacêutico hospitalar só a utilizar. As informações devem ser devidamente catalogadas e arquivadas de modo a serem disponibilizadas a todos aqueles que desejem fazer uso delas.

Os grandes hospitais desenvolveram e dotaram de pessoal uma nova divisão do departamento de farmácia que é geralmente referida como **"Centro de Informação sobre Medicamentos"**. Este novo conceito no funcionamento da farmácia hospitalar está normalmente localizado numa secção separada da farmácia, contendo um grande número de revistas, reimpressões e brochuras de referência. Por vezes, estão também equipados com equipamentos electrónicos de processamento de dados e têm um director a tempo inteiro e assistência de secretariado adequada. Agora os computadores tornaram possível a ligação em rede de centros regionais de informação sobre medicamentos localizados em diferentes hospitais. Mesmo numa única LAN hospitalar (rede local) fornece um conjunto de informações sobre o computador principal para vários utilizadores em qualquer altura. A ligação em rede a nível regional, nacional, subcontinental e intercontinental colocará o DIS a um nível global. O serviço de fax, e e-mail é de grande ajuda para estes DICs.

O centro de informação sobre drogas pode também assumir a responsabilidade de recolher informações sobre todas as investigações sobre drogas que se encontram em uso corrente no hospital. Estes centros registam todos os dados sobre reacções a drogas na instituição. O DIC pode fornecer informações sobre venenos, a sua toxicidade e tratamento 24 horas por dia. Na ausência de qualquer tratamento disponível, os centros dão apenas os primeiros conselhos e recomendam o tratamento sintomático.

A necessidade de uma fonte local fiável de informação sobre medicamentos dentro de um hospital é da maior importância para prestar cuidados clínicos eficazes ao paciente. O principal objectivo deste centro deve ser o de fornecer informação sobre os medicamentos quando for necessário.

O conceito de serviço de informação sobre drogas (DIS) ou centro de informação sobre drogas (DIC) é uma tentativa de documentar as drogas abstraindo informação sobre elas. A informação sobre drogas é o conhecimento recolhido quer por escrito (livros, revistas, periódicos, etc.) ou transmitido por comunicação oral ou por dispositivo electrónico das ciências físicas, químicas, biológicas e de saúde.

A informação relativa aos medicamentos pode ser amplamente classificada em duas categorias:

1. **Fontes primárias:** Estas são as fontes que contêm os relatórios originais das investigações científicas, técnicas ou profissionais. Contêm informações recentes e actualizadas. Estes relatórios de investigação, teses, dissertações, pacientes, publicações periódicas, etc. A desvantagem mais importante das fontes primárias é que estão amplamente dispersas e não são fáceis de localizar.

2. **Fontes secundárias:** Não contêm relatórios originais, ou seja, a informação presente é de segunda mão por natureza, mas a vantagem mais importante é que estão facilmente disponíveis para pesquisadores como serviços de indexação e de obstrução, serviços de pesquisa computorizados, livros-texto, enciclopédias, manuais, dicionários, monografias, farmacopéias, publicações periódicas, etc.

Fontes primárias: os periódicos também referidos como revistas, séries, revistas, boletins, etc., são publicados como números (por exemplo, semanais, mensais ou trimestrais) e como volumes. Contêm informação científica, artigos de investigação, artigos de revisão, resenhas de livros, anúncios e mesmo anúncios, enquanto que os livros contêm uma compilação de informação para que haja um grande intervalo de tempo entre a descoberta de uma ideia e a sua publicação.

Os periódicos são ainda classificados em:

a) **Publicações periódicas primárias:** Contêm relatórios de investigação original.
b) **Publicações periódicas secundárias:** Contêm a parte da investigação original que está de acordo com as suas necessidades na forma condensada.

Com base no âmbito de aplicação, são classificados como

a) **Publicações periódicas científicas:** Contêm artigos originais de investigação que são revistos por peritos que são cientistas eminentes, por exemplo, revistas de ciências farmacêuticas.
b) **Publicações periódicas profissionais:** Contêm artigos que têm um aspecto prático. São menos orientados técnica e cientificamente em comparação com o artigo presente no periódico científico, por exemplo: pharmacy times American journal of pharmaceutical education.
c) **Publicações periódicas comerciais:** Contêm informações úteis para os profissionais, ou seja, informações relativas à entrada de novos produtos no mercado, informações sobre alterações de preços, literatura promocional, etc. Por exemplo, índice de drogas CIMS, MIMS, Tópicos sobre drogas.

Fontes secundárias:

Farmacopeias e formulários: farmacopeias ou formulários são livros de normas para medicamentos e artigos afins com descrição, testes e fórmulas para a preparação dos mesmos, seleccionados por alguma autoridade reconhecida. Colectivamente, as farmacopeias e os formulários são referidos como compêndios de fármacos.

Compêndios oficiais de drogas são as compilações de drogas e dispositivos que foram reconhecidos como padrões legais de pureza, qualidade e força por uma agência governamental do país de origem. As várias farmacopeias e formulários existentes com os quais um farmacêutico deve estar familiarizado são: resumos biológicos, resumos químicos, resumos farmacêuticos internacionais e resumo de dissertação.

DIRECTRIZES PARA A CRIAÇÃO DE UM DIC

Como o DIC é uma valiosa fonte de informação relativa a drogas. Por conseguinte, é dever do farmacêutico hospitalar tomar as disposições necessárias para o seu bom funcionamento e permitir-lhe funcionar como um centro vibrante. Como os outros profissionais de saúde já estão sobrecarregados e, portanto, a profissão farmacêutica pode aceitar o desafio da criação de um centro de informação sobre medicamentos (DIC). As seguintes orientações podem ser úteis:

1. A competência profissional e técnica na avaliação da selecção crítica e utilização da literatura sobre medicamentos será um pré-requisito. A informação com um volume mínimo de documentação de apoio pertinente de modo a permitir conclusões e decisões independentes e informadas deverá ser disponibilizada.
2. O conhecimento das instalações institucionais e da biblioteca, a utilização da literatura e os serviços da biblioteca ajudarão a tirar o máximo partido de todos os recursos disponíveis para o efeito.
3. As capacidades de comunicação escrita e verbal que permitem contribuir eficazmente para o diálogo intra e interinstitucional em matéria de informação farmaco-terapêutica, são muito importantes.
4. A capacidade de contribuir na educação a todos os profissionais de saúde será dever do DIC responsável.
5. O DIC está envolvido directa e indirectamente no cuidado do paciente e actua como um monitor das suas características.
6. O DIC responsável deve estar familiarizado com a electrónica, metodologia básica de tratamento de dados informáticos, na medida do necessário para poder utilizar os seus serviços a outros profissionais de saúde.
7. O DIC deve fornecer serviços profissionais de apoio ao comité farmacêutico e terapêutico.

Embora os serviços ou redes regionais de informação sobre medicamentos não sejam muito comuns, alguns dos objectivos da rede regional poderiam ser o desenvolvimento de um sistema de relatórios reprodutível e normalizado para a auditoria da terapia com medicamentos, fornecendo informação a todos os hospitais. Esta instalação poderia ser da responsabilidade do Governo da Índia e ter os seguintes objectivos:

1. Uma análise de informação sobre medicamentos e terapia medicamentosa para doenças críticas como doenças cardíacas, cancro, AVC e doenças relacionadas e o fornecimento desta informação ao médico.
2. Um serviço abstracto de informação sobre medicamentos ao médico na região relativamente ao novo desenvolvimento da terapia medicamentosa em diferentes doenças.
3. Uma análise e avaliação da utilização regional de medicamentos na instituição servida pela rede e divulgação desta informação ao respectivo pessoal médico.

LOCALIZAÇÃO E FUNÇÕES DO CENTRO DE INFORMAÇÃO SOBRE DROGAS

Este centro ou serviço deve estar localizado numa secção separada da farmácia.

Contém textos médicos, periódicos, e número de textos de referência, fotocópias de instalações - audiovisuais.

Centro de informação sobre drogas

O centro de informação sobre drogas é cientificamente derivado, documentado e um organismo independente que fornece informações sobre os aspectos da droga e da saúde. Este centro oferece uma oportunidade única para o farmacêutico contribuir para o seu papel no desenvolvimento dos cuidados de saúde.

Objectivos do centro de informação sobre drogas:

1. Elevar a profissão de farmacêutico, trazendo uma melhor interacção entre o farmacêutico e a comunidade.
2. Para melhorar o cumprimento dos regimes de dosagem de medicamentos por parte dos doentes, e
para melhorar os resultados terapêuticos.

3. O centro de informação sobre medicamentos, utilizando técnicas e métodos adequados, tais como comunicação verbal, escrita ou audiovisual, educa e aconselha o paciente sobre os seguintes aspectos:

i. Aconselhamento e educação dos pacientes para uma utilização adequada dos medicamentos (nome comercial e nome genérico) mecanismo de acção, via de administração das propriedades, forma de dosagem e dosagem recomendada, identificação, farmacocinética, instruções, precauções, indicação terapêutica dos efeitos secundários, armazenamento adequado e custo dos medicamentos.

ii. Esclarecimento de dúvidas sobre problemas e mitos sexuais, contraceptivos e planeamento familiar.

iii. Toxicodependência, toxicodependência, alcoolismo, riscos de fumar e outros problemas sócio-medicinais.

iv. Toxicidade da droga, envenenamento, dose excessiva da droga.

v. Aconselhamento sobre auto-medicação (produtos OTC) para queixas menores.

vi. Aconselhamento sobre questões de saúde pública.

vii. Outras actividades como a publicação de newsletters ou boletins, a realização de seminários, discussões de grupo, campanhas, etc.

viii. Manutenção de registos: devem ser preparados ficheiros diferentes para diferenciar os dados técnicos e para uma pesquisa fácil. Deve ser sempre utilizado um número de referência ao fazer a correspondência.

Qualificação do farmacêutico para gerir o DIS

1. Avaliar criticamente a literatura sobre drogas.
2. Editar a informação para facilitar a tomada de decisões.

3. Deve estar ciente das fontes de informação que lhe permitem recolher dados secundários.

4. Deve ter boas capacidades de comunicação.

5. Ele deve ter conhecimentos de informática.

6. Deve ser membro do PTC.

7. Ele deveria redefinir o seu papel e tornar-se um conselheiro especializado em drogas a partir de um mero distribuidor de drogas.

8. Deve ter conhecimentos de metodologia de investigação.

BOLETIM DE INFORMAÇÃO SOBRE DROGAS

Como a comunicação de informação ao pessoal médico e para-medicinal é muito essencial. Um centro de informação sobre drogas deve produzir um boletim e distribuí-lo. O boletim deve fornecer novos avanços em medicamentos, novas pesquisas, e procedimentos analíticos detalhados, resumos para novos desenvolvimentos, etc. forma uma ponte entre a informação e a aplicação na prática clínica. É dever do farmacêutico clínico fornecer informação sobre medicamentos a todos os membros da "equipa de cuidados a doentes". O boletim deve ser actualizado com os últimos desenvolvimentos de tempos a tempos.

PAPEL DOS COMPUTADORES NA FARMÁCIA

Actualmente, o computador é utilizado nas indústrias farmacêuticas, hospitais e em vários departamentos para informação sobre medicamentos, educação, avaliação, análise, histórico de medicamentos e para a manutenção de registos financeiros, etc. Tornaram-se indispensáveis no desenvolvimento da farmácia clínica, da farmácia hospitalar e na investigação farmacêutica.

Obtenção de informação

O computador é um dispositivo electrónico que consiste em vários componentes como placa de teclas, CPU (unidade central de processamento), VDU (unidade de visualização ou monitor), impressora e rato, etc. A maioria das actividades seguem o princípio básico de input-process-output (ciclo I-P-O). Isto pode ser melhor ilustrado por um exemplo de registo em hospitais. Uma pessoa que deseje consultar um médico sénior tem de preencher um impresso de pedido. Esta nota contém os dados relevantes, ou seja, nome, idade, sexo, etc. O operador introduz então estes dados no computador a partir do talão de pedido. O processo neste caso inclui examinar a disponibilidade de um médico sénior e determinar se os dados se adequam ou não ao paciente. Como resultado deste processo, são produzidas algumas informações. A saída pode ser na forma de uma pró-forma impressa, se o médico sénior estiver disponível ou, caso contrário, o computador pode emitir uma mensagem recusando o pedido.

Nos hospitais, a gestão de dados é essencial para uma recuperação eficaz da informação. A gestão de dados envolve a criação, modificação, eliminação e adição de dados em ficheiros de doentes e a sua utilização para gerar relatórios e estes relatórios são partilhados por muitos médicos para investigação posterior, uma vez que estão ligados através de vários computadores pessoais. Alguns pacotes populares do Sistema de Gestão de Bases de Dados (SGBD) para computadores pessoais são:

Base DBase, FOX BASE

Várias etapas envolvidas na criação de uma base de dados são...

Especificar a estrutura do ficheiro da base de dados, ou seja, especificar

a) Nome do ficheiro
b) Nome do campo
c) Tipo de campo
d) Largura de campo
    Dizer a estrutura da base de dados.
    Introduzir os dados nos ficheiros como registos.

Nome do campo

Pode começar apenas com um alfabeto e pode ter até 10 caracteres. Pode também conter dígitos.

Tipo de campo

Alguns dos tipos de campo são:

Caracteres - Até 256 caracteres.
Numérico - Até 19 dígitos, incluindo as casas decimais.
Data - Os campos de data têm 8 caracteres.

Serviços informatizados

1. **Manutenção de registos:** Vários registos como o historial médico do paciente, tratamento actual, e registos financeiros, etc., são mantidos em computadores através da alimentação de dados precisos. "Dados" é uma colecção de factos. O computador funciona como um gestor de "base de dados". "MEDLINE" é um pacote de base de dados utilizado para esse fim. Fornece a informação actual do paciente relativamente ao nome, idade, sexo, número do quarto, peso, alergias (no passado), diagnóstico, e precauções especiais a tomar para o paciente. Estes registos são guardados num "FILE" como ficheiro "nome do médico", ficheiro "Direcção", ficheiro "Interacção com drogas", etc. Os registos de informação específicos em forma codificada são introduzidos em vários ficheiros como "Nome do médico", etc. O ficheiro contém o nome do médico, número de registo, número de telefone, endereço. Os computadores armazenam todas as informações (registos) em "FILES" e disponibilizam-nas sempre que necessário.

2. **Controlo de inventário:** O controlo de inventário é muito essencial porque mantém o equilíbrio entre o stock em mão e o investimento excessivo de capital. Os computadores são utilizados para detectar os artigos que atingiram o nível mínimo de encomenda. Prepara depois uma lista e ordens de compra de fornecimentos. Geralmente existem dois sistemas para o controlo de inventário.

i.   Controlo periódico do inventário
ii. Sistema perpétuo.

i.   **Sistema de controlo de inventário periódico:** Neste sistema, os níveis de inventário são verificados manualmente e a quantidade de inventário em mãos é comparada com o stock mínimo e máximo mantido nos computadores. O computador ajuda na colocação de encomenda a diferentes fornecedores depois de verificar os seus termos e condições, porque todas as entradas de stocks estão presentes no mesmo.

ii. **Sistema perpétuo:** Neste sistema o computador fala-nos da posição actual de todos os medicamentos porque, quando são recebidos, são introduzidos nos stocks iniciais para obter os stocks actuais. Como os medicamentos são entregues em vários departamentos, as quantidades são subtraídas em conformidade. Tal tipo de adições e eliminações do saldo do inventário são feitas com a ajuda do pacote "base de dados".

3. **Sistema de medicamentação:** Para atingir o objectivo de uma óptima terapia medicamentosa, é essencial a monitorização da medicação. A prescrição de um determinado paciente recebido durante um período de tempo é introduzida e serve como um ficheiro cronológico de medicamentos do paciente. Ajuda na sugestão de fármacos juntamente com a sua programação de dosagem para monitorização de medicamentos. Os computadores fornecem dois tipos de informação

i. Farmacocinética

ii. Não-farmacocinético.

i. **Informação farmacocinética:** "NONLIN" é um programa informático que pode prever os parâmetros farmacocinéticos muito facilmente. Estes parâmetros incluem volume de distribuição, biodisponibilidade, taxa de depuração, etc., ajuda a manter o padrão de dosagem de vários medicamentos como antibióticos, amino-glicósidos, etc.

ii. **Informação não-farmacocinética:** Inclui várias reacções alérgicas, interacções medicamentosas; reacções adversas a medicamentos, etc. para tal informação, estão disponíveis dois programas informáticos.

i. MEDIPHOR (monitorização e avaliação das interacções medicamentosas por um relatório orientado para a farmácia)

ii. PAD (rastreio automatizado de interacção medicamentosa em farmácia)

4. **Serviços de informação sobre drogas:** Os computadores tornaram-se uma ferramenta importante para o farmacêutico clínico no serviço de informação sobre medicamentos. Os desenhos de medicamentos assistidos por computador ajudam o farmacêutico a formular uma nova molécula de fármaco com a acção farmacológica desejada. Estas novas moléculas de fármacos podem ser geradas através de gráficos e da alteração da configuração molecular. Gráficos com tecnologia CD-ROM e através da alteração da configuração molecular. A tecnologia CD-ROM ajudou muito na evolução das bibliotecas electrónicas compactas "Micromedex" fornece informação sobre medicamentos, a sua identificação, venenos, medicamentos de emergência, etc., num único disco compacto.

5. **Armazenamento e recuperação de dados:** Em 1960, a Biblioteca Nacional de Medicina criou um sistema informatizado de recuperação de informação médica "MEDLARS" Sistema de análise e recuperação de literatura médica. Agora desenvolveram um sistema de trabalho rápido "MEDLINE" (MEDLARS ON-LINE). É uma base de dados que contém cerca de 300 revistas biomédicas desde 1966. Da mesma forma, a "BIOSE" é produzida pelo serviço de informação biocientífica contendo vários resumos biológicos.

Juntamente com a recuperação de literatura médica, os computadores podem ser utilizados para informação sobre gestão hospitalar e distribuição de medicamentos.

6. **Marketing e distribuição:** Os computadores são utilizados para a comercialização e distribuição de drogas. Envolve processamento de encomendas, facturação, manutenção de registos, facturação, etc.

7. **Indústrias farmacêuticas:** Estão disponíveis programas informáticos completos para o fabrico de medicamentos e para a gestão do controlo de qualidade; está disponível informação para o início do processo e para o produto acabado. A avaliação comparativa é feita para vários produtos com a ajuda de computadores. Vários instrumentos e aparelhos podem ser ajustados e calibrados utilizando computadores.

8. **Farmácia hospitalar e farmácia de venda a retalho:** Os computadores ajudam o farmacêutico hospitalar a manter o cuidado geral do paciente, como a manutenção do registo do paciente, entrada da receita, lista de preparações a fabricar, consumo de medicamentos, análise de custos, actualização de informação sobre medicamentos, etc., para o bom funcionamento de um hospital. Estações, laboratórios de ensaio, balcões de registo e secção de compras, etc.

Para um farmacêutico retalhista, os computadores têm sido de grande ajuda no processamento da prescrição. Inclui a exibição de informação informática sobre o paciente e o medicamento, a sua reacção adversa ao medicamento, precaução, duplicação de encomendas, condição de rotulagem, etc.

Seguem-se as outras aplicações em farmácias hospitalares e de retalho.

- Cálculo do rendimento bruto mensal.
- Geração de folhas de remuneração.
- Actualização da informação do empregado.
- Colocação de encomenda de fornecimento.
- Manter o registo do pagamento total e do montante devido ao fornecedor.
- Verificar a qualidade e quantidade dos fornecimentos hospitalares recebidos e identificar quaisquer discrepâncias.
- Registo de compras para fins contabilísticos.

CAPÍTULO 9

9-   SERVIÇOS HOSPITALARES - PLANEAMENTO FAMILIAR

Âmbito do planeamento familiar:

Segundo a OMS, o planeamento familiar inclui:

1. O espaçamento adequado a limitação dos nascimentos.
2. Aconselhamento sobre esterilidade.
3. Educação para a paternidade.
4. Educação sexual.
5. Rastreio de condições patológicas relacionadas com o sistema de reprodução.
6. Aconselhamento genético.
7. Consulta e exame pré-marital.
8. Realização de teste de gravidez.
9. Aconselhamento matrimonial.
10. A preparação dos casais para a chegada do seu primeiro filho.
11. Prestação de serviços a mães não casadas.
12. Ensinar economia doméstica e nutrição.
13. prestação de serviços de adopção.

Estas actividades podem variar de país para país, de acordo com os objectivos e políticas nacionais no que respeita ao planeamento familiar.

Aspectos de saúde do planeamento familiar: O planeamento familiar e a saúde têm uma relação de duas vias. Os principais resultados de saúde do planeamento familiar foram listados e discutidos por um grupo científico da OMS sobre os aspectos de saúde do planeamento familiar tem um efeito directo sobre a saúde da mãe, do feto, do bebé e das crianças.

Papel do farmacêutico nos Cuidados Geriátricos a Pacientes:

(i) O farmacêutico deve fornecer a informação individualizada necessária para que o paciente modifique o seu comportamento em direcção à boa saúde.

(ii) O farmacêutico deve falar-lhes de uma dieta apropriada na velhice, livre de ácidos gordos e rica em forragens grosseiras que podem ajudá-los na prevenção de muitas doenças.

(iii) A tónica das actividades de educação sanitária do farmacêutico é uma consciência informada dos primeiros sinais e sintomas da principal doença da sociedade.

(iv) O Farmacêutico deve apoiá-los no diagnóstico e tratamento precoce da doença.

(v) O farmacêutico deve anexá-los para obter exames físicos de rotina, esfregaços de papanicolaou, mamografias, exame do cólon rectal, ou outros testes.

(vi) Deveriam ser uma educação sobre como parar o uso do tabaco, controlar a pressão sanguínea elevada, baixar a ingestão de colesterol, aumentar a actividade física e ter uma boa consciência geral de saúde.

(vii) O Farmacêutico pode fazer leituras da tensão arterial do paciente, mas estas podem ser temporariamente altas ou baixas e, portanto, devem ser seguidas por pelo menos mais duas medições em datas posteriores.

(viii)   Um grande número de pessoas idosas sofre de cáries dentárias ou doenças periodontais. O Farmacêutico deve ensinar-lhes que a maioria das condições orais são evitáveis através de cuidados apropriados e do uso de pastas de dentes fluorinadas, suplementos de flúor oral, vedantes dentários, fio dental, evitar o uso de tabaco e visitas regulares aos dentes.

O farmacêutico pode dar uma contribuição significativa sugerindo instruções dietéticas para pacientes com diabetes e alergias alimentares.

Planeamento familiar: Os métodos contraceptivos podem ser amplamente agrupados em duas classes: **Métodos de espaçamento e métodos terminais,** como se mostra abaixo:

1. Métodos de espaçamento
    a) Método de barreira
        (i) Método físico
        (ii) Método químico
    b) Dispositivos intra-uterinos
    c) Método Hormonal
2. Método terminal
    a) Esterilização masculina
    b) Esterilização feminina

1. **Método de espaçamento**

a) Método de barreira: Existe uma variedade de métodos de barreira ou "oclusivos", adequados tanto para homens como para mulheres. O objectivo destes métodos é evitar que os espermatozóides vivos encontrem o óvulo. Os métodos de barreira aumentaram em popularidade muito recentemente devido a certas vantagens contraceptivas e não contraceptivas. A principal vantagem contraceptiva é a ausência de efeitos secundários associados com a "pílula" e a DIV. As vantagens não contraceptivas incluem alguma protecção contra doenças sexualmente transmissíveis, uma redução na incidência de doenças inflamatórias pélvicas e possivelmente alguma protecção contra o risco de cancro do colo do útero. São eficazes se forem utilizados de forma consistente e cuidadosa.

(b) Métodos físicos:

1. Camisinha: O preservativo é o dispositivo de barreira mais conhecido e utilizado pelos homens em todo o mundo. Na Índia, é mais conhecido pelo seu nome comercial NIRODH, uma palavra em sânscrito, que significa prevenção. O preservativo está hoje a receber nova atenção como um método eficaz e simples de "espaçamento" de contracepção sem efeitos secundários. Para além da prevenção da gravidez, o preservativo protege tanto homens como mulheres de doenças sexualmente transmissíveis. O preservativo tem de ser cuidadosamente ajudado ao retirá-lo da vagina para evitar derramamento de líquido seminal na vagina após a relação sexual. Um novo preservativo deve ser usado para cada acto sexual.

Vantagens

(a) Estão facilmente disponíveis.

(b) Seguro e barato.

(c) Fácil de usar; não necessita de supervisão médica.

(d) Sem efeitos secundários

(e) Leve, compacto e descartável.

(f) Fornecer protecção não contra a gravidez mas também contra doenças sexualmente transmissíveis.

Desvantagens

(a) Pode escorregar ou rasgar durante o coito devido a uma utilização incorrecta.

(b) Interfere localmente com a sensação sexual sobre a qual alguns se queixam enquanto outros se habituam a ela.

A principal limitação dos preservativos é que muitos homens não os usam regularmente ou cuidadosamente, mesmo quando o risco de gravidez indesejada ou de doença sexualmente transmissível é elevado. Três tipos de preservativos estão disponíveis na Índia - Dry Nirodh, Deluxe Nirodh e Super Deluxe Nirodh.

Preservativos femininos: A camisinha feminina é uma bolsa feita de poliuretano, que forra a vagina. Um anel interno na extremidade fechada da bolsa engole o colo do útero e um anel externo permanece fora da vagina. É pré- lubrificado com silicone e não precisa de ser utilizado um espermicida. É uma barreira eficaz contra a infecção por DST.

2. Diafragma: É uma barreira vaginal. Foi inventado por um médico alemão em 1882. Também conhecido como "tampa holandesa", o diafragma é uma taça rasa feita de borracha sintética ou material plástico. O seu diâmetro varia de 5 a 10 cm. Tem um aro flexível feito de mola ou metal. É importante que uma mulher seja equipada com um diafragma do tamanho adequado. O diafragma é inserido antes da relação sexual e deve permanecer no lugar por um período não inferior a 6 horas após a relação sexual. Uma geleia espermicida é sempre usada juntamente com o diafragma. Os efeitos secundários são praticamente nulos.

Vantagens: A principal vantagem do diafragma é a ausência quase total de riquexócitos e contaminante médico.

Desvantagens: Se o diafragma for deixado na vagina durante um período prolongado, existe uma possibilidade remota de um síndroma de choque tóxico.

As variações do diafragma incluem a tampa cervical, o copo de vácuo e a tampa da abóbada e a tampa da vimula. Estes dispositivos não são recomendados nos programas Nacionais de Bem-Estar Familiar.

(i) Métodos químicos: Nos anos 60, antes do advento dos DIUs e dos contraceptivos orais, os espermicidas eram amplamente utilizados. Compreendem quatro categorias...

(a) Espumas: mesas de espuma, aerossóis de espuma.

(b) Cremes, geleias e pastas - espremidas a partir de um tubo.

(c) Supositórios - inseridos manualmente.

(d) Filmes solúveis - filme C inserido manualmente.

O espermicida é incorporado. Os espermicidas modernos comummente utilizados são 'agentes tensioactivos' que se ligam aos espermatozóides e inibem a absorção de oxigénio e matam os espermatozóides.

1. **Comprimidos de espuma:** os comprimidos de espuma são inseridos pela mulher no seu canal de parto antes de ter relações sexuais. Alguma espuma é produzida após a inserção, o que proporciona um revestimento protector a toda a área e mata os espermatozóides libertados durante a relação sexual e o seu uso previne a gravidez.

Geleia / Creme / Pasta: A geleia, creme ou pasta espermicida é igualmente aplicada na vagina com a ajuda de um aplicador. Estas preparações destroem o esperma masculino por contacto no próprio canal vaginal. O creme espermicida, etc. são eficazes se usado juntamente com diafragma ou Nirodh. Os seus principais inconvenientes são:

(a) Têm uma elevada taxa de falhas.

(b) Sendo coito - procedimentos relacionados muitos casais acham-nos incómodos de usar.

(c) Podem causar queimaduras ou irritação médias.

(d) Não são infalíveis, a não ser em conjunção com um método de barreira.

b) Derivados intra-uterinos: são locais dentro do útero para a prevenção da gravidez. **Existem dois tipos básicos de DIUs: não médicos e medicinais,** ambos são geralmente feitos de polietileno. Os DIUs medicados libertam iões de metal (por exemplo, cobre) ou hormonas (progesterona). Os DIUs não medicinais são frequentemente referidos como "DIUs de primeira geração, os DIUs de cobre compreendem os "DIUs de segunda geração e os DIUs hormonais - libertando DIUs, os "DIUs de terceira geração".

DIUs da Primeira Geração: Aparecem em diferentes formas e tamanhos - loops, espirais, bobinas, anéis e arcos. De todos os modelos, o laço Lippies é o dispositivo mais conhecido e comummente utilizado nos países em desenvolvimento.

Lábio de lábio: É um dispositivo flexível duplo em forma de S de polietileno, um material plástico não tóxico, não reactivo ao tecido e extremamente durável. Contém uma pequena quantidade de sulfato de bário para permitir a observação de raios X. O laço tem um fio ou "cauda" de nylon fino, que se projecta para a vagina após a inserção. A cauda pode ser facilmente sentida e é uma garantia para o utilizador de que o laço está no seu lugar e facilita a remoção do laço quando desejado.

DIUs de segunda geração: Constatou-se que o cobre metálico tinha um forte efeito anti-fertilidade. A adição de cobre tornou possível desenvolver pequenos dispositivos que são mais fáceis de encaixar, mesmo em mulheres nulíparas. Vários dispositivos de suporte de cobre estão agora disponíveis comercialmente.

Dispositivos anteriores

(a) Cobre-7

b) cobre T-2000

Dispositivos mais recentes:

a) Variantes do dispositivo T
(i) T Cu- 220C
(ii) T Cu- 380 A ou Ag
b) Nova T
  c) Dispositivos de carregamento múltiplo
(i) ML- Cu- 250
(ii) ML- Cu- 375

O número incluiu os nomes dos dispositivos referem-se à superfície (em mm quadrados) do cobre no dispositivo. Nova T e T Cu-380 Ag distinguem-se por um núcleo de prata sobre o qual é enrolado o fio de cobre.

Cobre -T: É feito de plástico mas é envolto em cobre fino, o que aumenta os seus efeitos contraceptivos. Tem uma aceitabilidade maior do que o laço. Para assegurar o efeito contraceptivo completo, o cobre -T deve ser substituído de três em três anos. Também é eficaz como contraceptivo pós-coital se inserido com 3-5 dias de relação sexual desprotegida.

DIUs de Terceira Geração: Uma terceira geração de DIUs baseia-se ainda noutro prinicipo, ou seja, a libertação de uma hormona tornou-se disponível a uma escala limitada. O dispositivo hormonal mais amplamente utilizado é o progestasert.

Progestasert: Este é o primeiro contraceptivo hormonal de terceira geração mais amplamente utilizado. É um dispositivo em forma de T cheio de progesterona, a hormona da natureza. A hormona é libertada no útero a uma taxa de 65 pg diariamente. Tem efeito directo sobre o revestimento uterino e o muco cervical. À medida que o fornecimento da hormona se vai esgotando, é necessária a substituição regular do dispositivo.

Efeitos colaterais e Complicações

1. Sangramento
2. Dor
3. Infecção pélvica
4. Perfuração uterina
5. Gravidez
6. Gravidez ectópica
7. Expulsão
8. Fertilidade após remoção
9. Cancro e teratogénese
10. Mortalidade

(C) Métodos Hormonais

Os contraceptivos hormonais são os métodos de contracepção mais eficazes no espaçamento. Os comprimidos contraceptivos orais combinados são quase 100% eficazes na prevenção da gravidez. São os melhores meios de assegurar um intervalo desejado entre um parto e outro.

Para além da pílula combinada, as outras preparações contraceptivas hormonais incluem a pílula combinada:

1. Progestogénio - único comprimido (POP)
2. Pílula pós coital
3. Comprimidos uma vez por mês (de longa duração)
4. Pílula masculina
5. Injectáveis
6. Implantes subcutâneos
7. Anéis vaginais

Pílula combinada: Actualmente, a maioria da formulação da pílula combinada contém 30-35 pg de uma estética sintética e 0,5 a 1,0 mg de um progestogénio. A pílula não deve ser prescrita se a mulher o for:

(a) Já grávida
(b) Mais de 35 anos de idade
(c) Tem ou diabetes ou um historial familiar de diabetes.
(d) Teve icterícia durante os últimos seis meses.
(e) Tem cancro da mama ou dos órgãos genitais.
(f) Tem uma criança a amamentar.

2. Métodos terminais

(a) Esterilização masculina

Vasectomia: A vasectomia do macho é um procedimento cirúrgico ambulatorial muito simples, que demora cerca de 20 minutos. Um pequeno corte igual ao tamanho de um grão de trigo é feito acima do escroto do homem em ambos os lados. De cada lado é retirada uma pequena proteína do vaso deferente, e as extremidades cortadas são amarradas. As glândulas sexuais do homem não são tocadas. Esta operação não afecta a força ou virilidade da pessoa e esta continua com a sua vida sexual normal. Ele ejacula, mas agora o seu sémen não contém esperma.

Não há efeitos secundários e nenhuma complicação associada a este produto quando pré-formado em condições assépticas e é tomado o cuidado adequado para que a ferida não seja infectada até sarar completamente. Embora em alguns casos os casos cirúrgicos tenham sido feitos com sucesso, para todos os efeitos práticos, este método deve ser aceite como irreversível.

(b) Esterilização feminina

Tubectomia: Neste procedimento de esterilização da fêmea, o cirurgião retira um pequeno pedaço de cada trompa de falópio e o corte é amarrado para bloquear a passagem do óvulo. Após este procedimento, os óvulos não poderão encontrar o esperma durante a relação sexual e não ocorrerá qualquer gravidez. Para isso a fêmea tem de permanecer no hospital durante 2-3 dias e necessitará de alguns dias de repouso após a operação.

Laproscopia: Agora a esterilização feminina tornou-se muito simples através da utilização de um instrumento moderno chamado laproscopia. Assemelha-se a um telescópio e é introduzido no abdómen através de uma abertura muito pequena de quase uma polegada. O procedimento requer hospitalização por apenas algumas horas. A operação é realizada apenas nos centros onde existem ginecologistas especializados em obstetrícia. O abdómen é insuflado com um gás que uma trompa de falópio se torna visível e acessível, os anéis ou clips são aplicados para os ocluir.

A laproscopia e a tubectomia proporcionam uma segurança permanente contra gravidezes indesejadas e não há efeitos secundários ou complicações quando realizadas por um cirurgião competente.

10- MEDIDAS DE PROMOÇÃO DA SAÚDE NOS HOSPITAIS

A promoção da saúde destina-se a melhorar a saúde geral e a qualidade de vida dos indivíduos e da comunidade. Envolve uma abordagem abrangente para mudanças no estilo de vida e no comportamento humano.

Os passos que envolvem a promoção da saúde são:

1. Melhorar a distribuição e nutrição dos alimentos.
2. Melhorar o saneamento ambiental.
3. Melhoria do nível de educação.
4. Melhorar a higiene pessoal.
5. Educação para a saúde.
6. Educação sexual.
7. Conhecimento sobre planeamento familiar.
8. Limitar o uso de tabaco, álcool e drogas.

Medidas de promoção da saúde: As medidas importantes para a promoção da saúde são:

(i) **Educação para a Saúde:** Várias doenças podem ser prevenidas através de uma educação adequada em matéria de saúde

sobre a doença. De acordo com a constituição da OMS. A extensão a todas as pessoas do benefício dos conhecimentos médicos, psicológicos e afins é essencial para a mais completa realização da saúde.

(ii) **Modificação ambiental:** Estas incluem o fornecimento de água potável, controlo de insectos e roedores, melhoria das habitações, etc. Através de modificações ambientais muitas doenças infecciosas têm sido controladas.

(iii) **Melhoria nutricional:** Estes consistem na distribuição de alimentos e melhoria nutricional para os pacientes e outras pessoas.

(iv) **Mudanças de estilo de vida e de comportamento:** Para a promoção da saúde, é importante melhorar o estilo de vida e o padrão de comportamento do indivíduo e da sociedade. O consumo de álcool, tabagismo e toxicodependência deve ser evitado. Deve haver uma melhoria no nível de vida das pessoas.

Importante do rastreio sanitário na aldeia: Verificou-se que as raparigas e as mulheres da aldeia desconhecem em grande parte as questões relacionadas com a saúde, a higiene e o conteúdo nutricional da dieta. Como resultado, a maioria delas sofre de anemia e de muitos problemas de saúde relacionados. Assim, o rastreio de saúde é um instrumento importante para manter a sua saúde.

1. **Sensibilização para a Fitness:** As fontes alimentares de vitaminas, proteínas, hidratos de carbono e gorduras são discutidas. Também partilha a informação sobre os alimentos que devem comer regularmente para manter um bom estado de saúde, especialmente o nível

de hemoglobina.

2. **Sensibilização para a prevenção da desnutrição:** Prevenção da desnutrição entre raparigas adolescentes e mulheres de base rural. A desnutrição por micronutrientes é um motivo de preocupação em países em desenvolvimento como a Índia. A sua prevalência leva a um aumento da mortalidade, morbilidade e taxas de incapacidade entre a população.

Áreas que podem ser abordadas no rastreio:

Avaliação da medicação relacionada com quando um medicamento é tomado. Alguns medicamentos para o défice de atenção e para a hiperactividade.

Avaliação da medicação relacionada com factores ambientais. O efeito terapêutico de um medicamento pode ser afectado pela altitude ou pelo tempo quente e abafado.

Identificar desafios comportamentais que, se a pessoa for tratada de uma determinada maneira, terão um impacto mínimo na actividade dessa pessoa.

Através desta forma, melhorando a saúde geral da vida das crianças, das mulheres e dos seus cônjuges e a beleza dessas intervenções, os custos são negligenciáveis em termos de dinheiro para os aldeões.

Método de rastreio da tensão arterial:

Pressão arterial: A pressão arterial é a força do sangue a empurrar contra a parede das artérias. O sangue é transportado do coração para todas as partes do seu corpo em vasos chamados artérias. De cada vez o coração cerca de 60-70 vezes por minuto em repouso. O sangue é bombeado para dentro das artérias. A pressão arterial está no seu ponto mais alto quando o coração bate, bombeando o sangue. Isto chama-se pressão sistólica, quando o coração está em repouso, entre batimentos, a pressão sanguínea cai. Esta é a pressão diastólica.

Rastreio da tensão arterial

A tensão arterial é devida à dilatação construtiva do coração. A tensão arterial é a pressão desenvolvida pelo fluxo de sangue na parede dos vasos sanguíneos. Depende da quantidade de sangue, viscosidade do sangue, fluxo de sangue, elasticidade do vaso sanguíneo e flexibilidade da parede das veias sanguíneas. A pressão arterial é medida em milímetros de mercúrio (mm Hg) e registada como dois números de pressão sistólica "sobre" a pressão diastólica. A pressão sanguínea é sempre dada como estes dois números, a pressão sistólica e a diastólica, ambos são importantes. Normalmente escrevem um acima ou antes do outro, como 120/80 mm Hg. A pressão sistólica muda durante o dia. É mais baixa quando se dorme e sobe quando se levanta. Também pode subir quando se está excitado e nervoso.

Método: A tensão arterial é normalmente medida em milímetros de mercúrio utilizando um esfigmomanómetro. Trata-se de uma manga insuflável colocada à volta do braço, aproximadamente à mesma altura vertical que o coração de uma pessoa sentada, presa a um manómetro. A manga é insuflada até a artéria estar completamente ocluída. Ao escutar com um estetoscópio a artéria braquial no cotovelo, o examinador liberta lentamente a pressão no manguito. Quando o fluxo de sangue mal começa de novo na artéria, um som de batimento é o coração. Observa-se a pressão com que este som começou. Esta é a pressão sistólica do sangue. A pressão no punho é ainda mais libertada até o som deixar de poder ser coração. Esta é a pressão sanguínea diastólica. O pico de pressão nas artérias durante o ciclo cardíaco é a pressão sistólica e a pressão mais baixa é a pressão diastólica.

As gamas normais de tensão arterial em humanos adultos são sistólicas entre 90 e 135 mm Hg e Diastólicas entre 50 e 90 mm Hg. Alguns dispositivos de teste de tensão arterial utilizam instrumentos electrónicos ou leituras digitais.

A tensão arterial é elevada por sexo e idade do paciente, exercício, idade e emoções. É também aumentada pelos doentes com arteriosclerose e diabetes.

A tensão arterial é reduzida por jejum, repouso, depressivos, perda de peso e emoções.

Controlo da tensão arterial elevada: Podemos tomar algumas medidas para controlar a tensão arterial elevada. Estas medidas incluem:

1. Manter um peso saudável.
2. Ser fisicamente activo.
3. Comendo alimentos com menos sal e sódio.
4. Deixar de fumar.
5. Evitar o consumo de álcool.

Pressão arterial: A pressão arterial é a força do sangue a empurrar contra a parede das artérias. A tensão arterial é devida à dilatação construtiva do coração. É o desenvolvimento da pressão pelo fluxo de sangue na parede dos vasos sanguíneos. A pressão arterial é medida em milímetros de mercúrio (mm Hg) e registada como dois números de pressão sistólica "sobre" pressão diastólica, geralmente escritos um acima ou antes do outro, como 120/80 mm Hg. A pressão sistólica é escrita no número superior e a pressão diastólica é o número inferior.

Equipamento para medir a pressão arterial: O equipamento para medir a pressão arterial é conhecido como esfigmomanómetro e é inventado por Karot Koff (1905). Utilizar o algema de largura adequado. A largura deve ser de aproximadamente 80% do braço.

Estetoscópio: É constituído por sino e diafragma. É utilizado para amplificar os sons. Utiliza-se o sino para medir a tensão arterial.

Pressão de pulso: A diferença entre a pressão arterial sistólica e diastólica é conhecida como pressão plusa.

A sua média é de 40 mm Hg e fornece informações sobre o estado das artérias.

Pulso: É a expansão alternada e o recuo elástico de uma artéria com cada sístole. A frequência de pulso normal varia entre 70-90 por minuto.

Método para medir a tensão arterial

1. O punho insuflável colocado à volta da parte superior do braço sobre a artéria branquial.
2. Sino colocado sobre areiro ramificado.
3. A pressão criada na braçadeira.
4. O lentamente liberta a pressão no punho.
5. Ouçam os sons das válvulas de saúde.
6. A pressão são notas nas quais este som começou, isto é, a pressão arterial sistólica.
7. A pressão do punho é libertada até o som já não poder ser ouvido. Esta é a diástólica pressão.

Controlo da tensão arterial elevada:

1. Manter um peso saudável.
2. Ser fisicamente activo.
3. Dieta alimentar saudável e alimentos lácteos pouco gordos.
4. Usar menos sal e sódio.
5. Deixar de fumar e evitar o álcool.

Método de rastreio do açúcar no sangue:

Açúcar no sangue: O nível de açúcar no sangue é a quantidade de glicose (açúcar) no corpo. É também conhecido como nível de glicose no soro. É expresso como moles de moinho por litro (m mol/l). A glicose é a principal fonte de energia utilizada no corpo.

A concentração de açúcar no sangue, ou nível de glicose, é rigorosamente regulada no corpo humano. Normalmente, o nível de glicose no sangue é mantido entre cerca de 4 e 8 m mol/l (70 a 150 mg/dL). A quantidade total de glucose no sangue em circulação é, portanto, de 3,3 a 7 g (assumindo um volume de sangue adulto normal de 5 litros). Os níveis de glicose aumentam após as refeições e são geralmente mais baixos pela manhã, antes da primeira refeição do dia. Embora se chame açúcar no sangue e os açúcares para além da glicose são encontrados no sangue. Tal como a frutose e a galactose, apenas os níveis de glicose são regulados através da insulina e do glucagon.

Tipos de testes de açúcar no sangue: Vários tipos diferentes de testes de glucose no sangue são utilizados para determinar o valor da glucose presente no corpo.

(i) **Rápido açúcar no sangue (FBS):** Mede a glucose no sangue depois de não ter comido durante pelo menos 8 horas. É frequentemente o primeiro teste feito para verificar a diabetes.

(ii) **2 horas de açúcar no sangue pós-prandial (2 horas de PC):** Mede a glucose no sangue exactamente 2 horas depois de comer uma refeição.

(iii) **Açúcar no sangue aleatório (RBS):** Mede a glucose no sangue, independentemente da última vez que comeu. Os testes aleatórios são úteis porque os níveis de glicose em pessoas saudáveis não variam muito ao longo do dia.

(iv)Teste de tolerância à glicose oral: É utilizado para diagnosticar a pré-diabetes e a diabetes. Um teste de tolerância à glicose oral depois de se beber um líquido doce que contém glicose.

Rastreio do açúcar no sangue: O profissional de saúde que recolhe uma amostra do seu sangue irá:

    (i) Enrole adequadamente uma faixa elástica à volta do seu braço para parar o fluxo de sangue. Isto torna as veias por baixo da banda maiores para que seja mais fácil colocar uma agulha na veia.

    (ii) Limpar o local da agulha com álcool.

    (iii) Inserir a agulha com segurança na veia. Pode ser necessário mais do que um pau de agulha.

    (iv) Fixar um tubo à agulha para a fazer cair com sangue.

    (v) Retirar a faixa do braço quando houver sangue suficiente recolhido.

    (vi) Aplicar uma almofada de gaze ou uma bola de algodão sobre o local de necessidade à medida que a agulha é removida.

    (vii) Aplicar pressão sobre o local e uma ligadura.

Tipo de amostra de medição da glicose: A glicose pode ser medida em sangue total, soro ou plasma. As hemácias (eritrócitos) têm uma concentração de proteínas (isto é, hemoglobina) mais elevada do que o soro. O soro tem um teor de água mais elevado e consequentemente mais glicose dissolvida do que o sangue total. Para converter a glicose do sangue total, multiplicar o valor de 1,15 para dar o nível soro/ plasma.

Colheita de sangue em tubos de coagulação (vermelho superior) para análise química do soro o metabolismo da glucose na amostra por células sanguíneas até à separação por centrifugação. Uma quantidade de glóbulos brancos ou vermelhos superior ao normal pode levar a uma glicólise excessiva na amostra com redução substancial do nível de glicose, se a amostra não for processada rapidamente.

A temperatura ambiente em que a amostra de sangue é mantida antes da centrifugação e separação do plasma/soro também afecta o nível de glicose. À temperatura de refrigeração, a glucose permanece relativamente estável durante várias horas na amostra de sangue. À temperatura ambiente (25°C), é de esperar uma perda de 1% a 20% de glicose por hora. A perda dos níveis de glicose nas condições acima mencionadas pode ser evitada utilizando o topo de flúor como anticoagulante de escolha na colheita de sangue, uma vez que o flúor inibe a glicólise.

Deve ter-se especial cuidado em colher amostras de sangue do braço oposto àquele em que é inserida uma linha intravenosa, para evitar a contaminação da amostra com fluidos intravenosos. Em alternativa, o sangue pode ser retirado do mesmo braço com uma linha intravenosa após o intravenoso ter sido desligado durante pelo menos 5 minutos e é elevado para drenar o fluido utilizado sempre da veia.

Teste de glucose no sangue: O teste de glicemia é essencial para todas as pessoas com diabetes. Normalmente uma pessoa mede o seu próprio nível de glicose com um medidor e tiras em casa. O objectivo é atingir um nível de açúcar o mais próximo possível da gama não diabética com a maior segurança possível. Os testes são essenciais porque o nível de açúcar no sangue não pode ser determinado com precisão apenas pelos sintomas. A principal razão para testar é melhorar os seus resultados de açúcar no sangue, e manter excelentes resultados uma vez alcançado o objectivo de controlo.

Nível de glicose no sangue

Pré refeições 80- 120 mg/ dl

Pós refeições 2 horas menos de 180 mg/ dl

Tempo de cama 100-140 mg/ dl

A frequência e o calendário dos testes variará dependendo da terapia, objectivos e recursos de um indivíduo, quando ocorrerem quaisquer alterações na alimentação, exercício, medicamentos, doenças, devem ocorrer mais testes.

Se os níveis de açúcar no sangue descerem para baixo, desenvolve-se uma condição parcialmente fatal chamada hipoglicémia. Os sintomas podem incluir letargia, funcionamento mental deficiente, irritabilidade e perda de consciência se o nível de açúcar no sangue permanecer demasiado elevado, o apetite é suprimido a curto prazo. A hiperglicemia a longo prazo causa muitos dos problemas de saúde a longo prazo associados à diabetes, incluindo lesões oculares, renais e nervosas.

Testes laboratoriais de glicose no sangue

1. Teste de glicemia em jejum (ou seja, glicose) (FBS)
2. Teste de glucose na urina
3. Duas horas depois do teste de glicemia prandial (2-h-PPBS)
4. Teste de tolerância à glicose oral (OGTT)
5. Teste de tolerância à glicose intravenosa (IVGTT)
6. Teste de hemoglobina glicosilato (HbA. C)
7. Auto-monitorização do nível de glicose através de testes a doentes

Monitorização da glucose no sangue: É uma forma de testar a concentração de glicose no sangue (glicemia). Particularmente importante no cuidado da **diabetes mellitus,** um teste de glucose no sangue é realizado perfurando a pele (tipicamente no dedo) para colher sangue, aplicando o sangue a uma "tira-teste" descartável quimicamente activa. Diferentes fabricantes utilizam tecnologias diferentes, mas a maioria dos sistemas mede uma característica eléctrica e utiliza-a para determinar o nível de glicose no sangue.

Os profissionais de saúde aconselham os doentes com diabetes sobre o regime de controlo apropriado para a sua condição. A maioria das pessoas com diabetes de tipo 2 testa pelo menos uma vez por dia. Os diabéticos que utilizam insulina (todos diabetes tipo 1 e muitos diabetes tipo 2) testam normalmente o seu açúcar no sangue mais frequentemente 3 a 8 vezes por dia.

A monitorização da glicemia revela padrões individuais de alterações da glicemia, e ajuda no planeamento das refeições, actividades e a que horas do dia tomar os medicamentos. Os testes permitem uma resposta rápida ou uma glicemia alta (hiperglicemia) ou baixa (hipoglicemia).

Medidor de glucose no sangue: Um medidor de glucose no sangue é um dispositivo electrónico para medir o nível de glucose no sangue. Uma gota relativamente pequena de sangue é colocada numa tira de teste descartável que faz interface com um medidor digital. Dentro de vários segundos, o nível de glicemia será mostrado no visor digital.

A necessidade de apenas uma pequena gota de sangue para o medidor significa que o par associado aos testes é reduzido e a conformidade das pessoas diabéticas com os seus regimes de testes é melhorada. Embora o custo da utilização de medidores de glucose no sangue pareça elevado. Acredita-se ser um custo benefício em relação aos custos médicos evitados das complicações da diabetes.

Monitorização contínua da glucose no sangue: A monitorização contínua da glucose no sangue (CBGM) determina os níveis de glucose no sangue numa base contínua. Um sistema típico consiste em:

(i) Um sensor de glucose descartável colocado debaixo da pele, que é um verme durante alguns dias, até
      substituição.
(ii) Uma ligação do sensor a um transmissor não implantado que comunica com um receptor de rádio.
(iii) Um receptor electrónico usado como um papel que exibe os níveis de glucose no sangue com actualizações quase contínuas, bem como monitoriza as tendências de subida e descida.

A glucose do sangue contínuo mede o nível de glicose do líquido intersticial. A escassez de sistemas de monitorização contínua da glucose no sangue devido a estes factos são:

1) O sistema contínuo deve ser calibrado com uma medição tradicional da glucose no sangue e, portanto, requer tanto o sistema CGM como ocasionalmente "fingerstick".

2) Os níveis de glicose no fluido intersticial ficam temporariamente atrás dos valores de glicose no sangue.

Os pacientes requerem, portanto, medições tradicionais de dedos para calibração e são frequentemente aconselhados a utilizar medições de dedos para confirmar hipoglicémia ou hiperglicémia antes de tomarem medidas correctivas activas.

Testes de função pulmonar e a sua importância

Testes de função pulmonar: Os testes de função pulmonar ou testes de função pulmonar são um grupo de testes que medem a forma como os pulmões absorvem e libertam ar e a forma como movem gases como o oxigénio da atmosfera para a circulação do corpo.

Os testes de função pulmonar avaliam o bom funcionamento dos pulmões. O teste determina quanto ar nos pulmões pode reter, com que rapidez o ser humano pode mover o ar para dentro e para fora dos seus pulmões e quão bem os pulmões do paciente colocam oxigénio e removem o dióxido de carbono do corpo. Os testes podem diagnosticar e verificar até que ponto o tratamento de uma doença pulmonar está a funcionar bem. Outros testes, tais como volume residual, testes de difusão de gás, testes de desafio de inalação e stress de exercício, também podem ser feitos para determinar o funcionamento prolongado.

A espirometria é o primeiro teste de função pulmonar feito. Mede quanto e quão rapidamente a pessoa pode mover o ar para fora dos seus pulmões. Para este teste, a pessoa respira para uma boquilha ligada a um dispositivo de gravação (espirómetro). A informação recolhida pelo espirómetro pode ser impressa num gráfico chamado spirograma.

Os valores mais comuns da função pulmonar medidos com espirometria são:

1. Capacidade Vital Forçada (FVC): Isto mede a quantidade de ar, a pessoa pode exalar com força depois de inalar o mais profundamente possível.

2. Volume Expiratório Forçado (FEV): Este mede a quantidade de ar que a pessoa expira pode ser medida a 1 segundo (VEF 1), 2 segundos (VEF 2), 3 segundos (VEF 3). O VEF 1 dividido pelo VEF também pode ser determinado.

3. Fluxo Expiratório Forçado 25% a 75%: Isto mede o fluxo de ar a meio de uma exalação.

4. Pico de fluxo expiratório (PEF): Isto mede a rapidez com que a pessoa pode exalar. É normalmente medido ao mesmo tempo que a sua capacidade vital forçada (FVC).

5. Ventilação Máxima Voluntária (MVV): Isto mede a maior quantidade de ar que uma pessoa pode respirar durante um minuto.

6. Capacidade Vital Lenta (SVC): Isto mede a quantidade de ar que a pessoa pode expirar lentamente depois de inalar o mais profundamente possível.

7. Capacidade Pulmonar Total (TLC): Isto mede a quantidade de ar nos pulmões da pessoa depois de inalar o mais profundamente possível.

8. Capacidade residual funcional (FRC): Isto mede a quantidade de ar nos pulmões da pessoa no final de uma respiração normal exalada.

9. Volume residual (RV): Este mede a quantidade de ar nos pulmões da pessoa depois de termos exalado completamente.

10. Volume de Reserva Expiratória (ERV): Este mede a diferença entre a quantidade de ar nos pulmões da pessoa após uma expiração normal (FRC) e a quantidade após a expiração com força (RV).

Importância do teste de função pulmonar:

1. Usado para determinar a quantidade de danos nos pulmões.

2. Rastreio da existência de doenças.

3. Avaliar a progressão da doença pulmonar e a eficácia do tratamento.

4. Determinar o estado do paciente antes da cirurgia para avaliar o risco de complicações respiratórias após a cirurgia.

5. No diagnóstico de (DPOC) doença pulmonar obstrutiva crónica.

Teste do colesterol: É conhecido como **colesterol sanguíneo.** O teste de colesterol é uma análise quantitativa do nível de colesterol numa amostra de sangue das pessoas. O colesterol sérico total é a medida rotineiramente tomada. O médico pede por vezes um perfil lipoproteico completo para avaliar melhor o risco de aterosclerose (doença arterial coronária).

O perfil completo de lipoproteínas também inclui a medição dos níveis de triglicéridos e lipoproteínas. As gorduras no sangue também são chamadas lipídios.

Recolha de amostras para testes: A maioria das vezes, uma amostra de sangue é colhida de uma veia do braço do paciente. Por vezes, o colesterol é medido utilizando uma gota de sangue colhida através da punção da pele num dedo. Uma amostra de pau de dedo é normalmente utilizada quando o colesterol está a ser medido num dispositivo portátil de teste, se o teste de colesterol for realizado sozinho. Não é necessário jejum, se este for realizado como parte de um perfil lipídico, como é frequente, então será necessário jejum de 9 a 12 horas antes do teste. Só é permitida a utilização de água.

O colesterol é diferente da maioria dos testes na medida em que não é utilizado para diagnosticar ou monitorizar uma doença, mas sim para estimar o risco de desenvolvimento de uma doença - especialmente doença cardíaca, porque o colesterol elevado tem sido associado ao endurecimento das artérias (aterosclerose), doença cardíaca, e um risco elevado de morte por ataques cardíacos.

O teste de colesterol é recomendado como um teste de rastreio a ser feito em todos os adultos pelo menos uma vez em cada cinco anos. É feito frequentemente em conjunto com um exame físico de rotina. É normalmente encomendado em combinação com outros testes incluindo HDL, LDL e triglicéridos - muitas vezes chamado perfil lipídico. O teste é utilizado para acompanhar o sucesso destas medidas na redução do colesterol para os níveis desejados e, por sua vez, na redução do risco de desenvolvimento de doenças cardíacas.

Os resultados dos testes estão agrupados em três categorias de risco:

Desejável: Um colesterol inferior a 200 mg/dl (5,18 m mol/L) é considerado desejável e reflecte um baixo risco de doença cardíaca.

Linha tingida alta: Um colesterol de 200 a 240 mg/dl (518 a 6,22 m mol/L) é considerado como reflectindo um risco moderado.

Risco elevado: Colesterol acima de 240 mg/dl (6,22 m mol/L) é considerado de alto risco. O médico pode pedir um perfil lipídico para tentar determinar a causa do colesterol elevado. Assim que a causa for conhecida, será prescrito um tratamento adequado.

Importância da despistagem do colesterol:

1. O teste do colesterol avalia o risco de oclusão miocárdica por artrosclerose e oclusão arterial coronária.
2. O colesterol relaciona-se com doenças coronárias e é um importante teste de rastreio para doenças cardíacas.
3. Os níveis elevados de colesterol são um componente importante nas hiperlipoproteínas hereditárias.
4. A determinação do colesterol também faz frequentemente parte dos estudos da função tiroideia,

função renal e diabetes mellitus.

5. É utilizado para monitorizar a eficácia da dieta, medicação, mudanças de estilo de vida e gestão do stress.

Implicações clínicas

1. Os níveis totais de colesterol no sangue são a base para classificar as doenças coronárias:

(i) Nível > 240 mg/dl são considerados elevados e devem incluir análise de lipoproteínas de acompanhamento.

(ii) Colesterol Elevado (Hipercolesterolemia) ocorre nas seguintes condições:

   (a) Obesidade
   (b) Dieta rica em colesterol
   (c) Síndrome de Werner
   (d) Doença de Von Gierke
   (e) Alcoolismo
   (f) Hipotiroidismo
   (g) Insuficiência renal crónica

2.   A diminuição do nível de colesterol (Hipercolesterolemia) ocorre na seguinte condição:

   (a) Retardamento mental
   (b) Hipertiroidismo
   (c) Anemia megaloblástica
   (d) Queimaduras graves
   (e) Doença pulmonar obstrutiva crónica
   (f) Desnutrição

11- CUIDADOS FARMACÊUTICOS, ACONSELHAMENTO AO DOENTE

Cuidados Farmacêuticos: A assistência farmacêutica é componente da prática farmacêutica que instala a interacção directa do farmacêutico com o paciente com o objectivo de cuidar das necessidades relacionadas com os medicamentos desse paciente.

Os cuidados farmacêuticos são a combinação de conhecimentos, competências e atitudes em matéria de farmácia, a fim de proporcionar os melhores cuidados ao paciente e resultados terapêuticos nos variados ambientes farmacêuticos, desde os cuidados comunitários até aos institucionais, passando pelos cuidados a longo prazo e os cuidados de saúde ao domicílio.

Os cuidados farmacêuticos são uma forma de lidar com os pacientes e os seus medicamentos e os seus fornecedores. É um conceito que lida com a forma como as pessoas devem receber e utilizar a informação sobre medicação e instruções e instruções de utilização com responsabilidades descritas, vigilância da medicação, aconselhamento e cuidados.

A missão dos farmacêuticos é prestar cuidados farmacêuticos é a prestação directa e responsável de cuidados relacionados com medicamentos, com o objectivo de alcançar resultados definitivos que melhorem a qualidade de vida de um paciente.

Os cuidados farmacêuticos são uma prática farmacêutica orientada para os resultados do paciente que requer que o farmacêutico trabalhe em consulta com o paciente e os cuidados de saúde prestados ao paciente para promover a saúde a fim de prevenir a doença, para monitorizar, iniciar e modificar a utilização de medicamentos, a fim de assegurar que a terapêutica medicamentosa tenha forma e eficácia.

O papel dos cuidados farmacêuticos é optimizar a qualidade de vida relacionada com a saúde do paciente e alcançar resultados clínicos positivos dentro de uma despesa económica realista.

Princípios de Cuidados Farmacêuticos: O princípio dos cuidados farmacêuticos prevê a prestação responsável da terapia medicamentosa. Este nível de cuidados farmacêuticos prevê a prestação responsável de terapêutica medicamentosa. Este nível de cuidados farmacêuticos requer o historial do paciente e informação sobre alergias e a vontade do paciente de falar sobre a sua medicação.

Os cuidados farmacêuticos incluem a determinação das necessidades não só do fármaco, mas também dos serviços necessários para assegurar uma terapia optimamente segura e eficaz.

Os cuidados farmacêuticos são a prestação responsável de serviços de terapia medicamentosa e outros serviços de cuidados a doentes com o objectivo de alcançar resultados relacionados com a prevenção da cura de doenças, a eliminação ou redução dos sintomas do doente ou a prevenção ou retardamento de um processo de doença. envolve o processo através do qual os farmacêuticos, em cooperação com o doente e outros profissionais de saúde, concebem, implementam e monitorizam, um plano terapêutico que produzirá resultados terapêuticos específicos para o doente e melhorará a qualidade de vida do doente.

O objectivo dos cuidados farmacêuticos é optimizar a qualidade de vida relacionada com a saúde do paciente e alcançar resultados clínicos positivos. Para atingir o objectivo, é necessária uma abordagem estruturada. O que compreende etapas distintivas?

Os cuidados farmacêuticos exigem que seja estabelecida e mantida uma relação profissional entre o paciente e o farmacêutico.

Os cuidados farmacêuticos exigem que sejam mantidos registos dos medicamentos fornecidos a um paciente e que, com o consentimento do paciente, sejam recolhidas, organizadas, registadas, monitorizadas e mantidas informações adicionais específicas sobre o paciente.

Os cuidados farmacêuticos exigem que a informação médica específica do paciente seja avaliada e, no caso de medicamentos prescritos, um plano terapêutico desenvolvido envolvendo o paciente e o prescritor.

O papel do farmacêutico nos cuidados farmacêuticos:

1- Os farmacêuticos desempenham um papel activo na utilização de medicamentos prescritos e não prescritos, agentes de diagnóstico, equipamentos e dispositivos médicos duradouros e outros produtos de cuidados de saúde.

2- Muitos novos cargos ou farmacêuticos na indústria de gestão de cuidados, gestão de doenças, formulação de medicamentos, investigação de resultados terapêuticos, revisão da utilização de medicamentos, epidemiologia, investigação clínica, financeira, tecnologia da informação e capacidade de comunicação para a sua prática.

3- O farmacêutico cria um registo de farmácia para o paciente e regista com precisão a informação recolhida. O farmacêutico assegura que os registos do paciente são devidamente organizados, mantidos actualizados e exactos.

4- Os farmacêuticos podem também fazer recomendações sobre apoio nutricional.

5- Nos serviços governamentais o farmacêutico desempenha funções profissionais e administrativas no desenvolvimento e implementação ou no programa de prestação de cuidados farmacêuticos.

6- O farmacêutico desempenha um papel importante no departamento de saúde, cuidados de saúde domiciliários e gere os cuidados.

7- O farmacêutico discute a conclusão com o doente, conforme necessário e apropriado, e assegura uma compreensão adequada da natureza da condição da doença.

8- O farmacêutico actualiza o registo médico ou farmacêutico do paciente com informações relativas ao progresso do paciente. As comunicações com outros prestadores de cuidados de saúde também devem ser notadas.

9- Os farmacêuticos recolhem a informação subjectiva específica do paciente e iniciam um registo de farmácia que inclui informações e dados relativos ao estado geral de saúde e actividade do paciente, história médica passada, história familiar e história de doença actual.

10- O farmacêutico utiliza técnicas de avaliação física/saúde (monitorização da pressão arterial, etc.) de forma apropriada e conforme necessário para adquirir informação objectiva específica do doente.

Obstáculos aos cuidados farmacêuticos:

1- **Recolha de Informação do Paciente: a** informação sobre o paciente é útil para prevenir, detectar e resolver problemas relacionados com a medicação e para fazer recomendações em relação à medicação.

A informação deve ser recolhida com base em dados pessoais, médicos, terapia com medicamentos, estilo de vida, etc.

2- Objectivos das Farmacoterapias: Os objectivos da farmacoterapia são determinados pelos vários factores como a natureza da doença da resposta do paciente, considerações éticas e de qualidade de vida.

3- Problemas de terapia com medicamentos: o paciente está a receber medicamentos adequados às suas necessidades médicas. É também importante registar se estes são prescritos na dose certa, horários, duração e pela via correcta de administração.

4- Farmacoterapeutica: Um regime farmacoterapêutico coerente com os objectivos estabelecidos e adequado às necessidades dos pacientes deve ser concebido de forma racional, rentável e dentro dos limites do sistema. O conhecimento do historial médico e medicamentoso do paciente ajudará na concepção de tal terapia.

5- Monitorização da farmacoterapia: A monitorização da farmacoterapia deve ser feita para determinar a melhoria do estado clínico do paciente, o progresso na consecução dos objectivos estabelecidos, os efeitos secundários, a toxicidade, etc. A terapia pode ter de ser modificada ou alterada em função da resposta aos parâmetros.

6- A implementação do Plano: O farmacêutico trabalha com o paciente para maximizar a compreensão e envolvimento do paciente no plano terapêutico, assegura que a monitorização da terapia é feita e compreendida pelo paciente e que o paciente recebe e sabe como utilizar correctamente todos os medicamentos necessários e equipamento relacionado.

Folhetos de Informação ao Paciente: Folhetos de informação ao paciente são utilizados para informação a fim de ajudar os pacientes e os seus cuidados. Fornecem a informação sobre a utilização eficaz e segura de um medicamento. O fornecimento de informação de boa qualidade ao doente destina-se a complementar e não a substituir e aconselhar o doente por profissionais de saúde. Cada doente deve receber um folheto de informação ao doente, que cada medicamento, independentemente de ser adquirido no balcão, fornecido mediante receita médica ou administrado por um profissional de saúde.

Para os pacientes que adquirem os seus medicamentos em pontos de venda a retalho, a informação ao paciente representa o único conselho que os pacientes recebem sobre como tomar os seus medicamentos de forma segura e eficaz.

O folheto informativo contém normalmente:

1- O nome comercial e genérico e descrição do medicamento.
2- A forma de dosagem, via de administração e duração da terapia medicamentosa.
3- Indicação para a qual o medicamento está a ser tomado.
4- Direcção e precauções especiais para a preparação, administração e utilização pelos doentes.
5- Informação sobre a acção necessária se uma dose for misturada.
6- Os efeitos secundários comuns e graves.
7- Técnicas de autocontrolo da terapia com fármacos.
8- Informação de armazenamento adequada.

9- Informação de recarga de receitas

10- Informação sobre interacções e contra-indicações terapêuticas.

Níveis de aconselhamento: Os níveis consultivos devem ser escritos em caixa. O aquecimento deve ser escrito com a cor vermelha. Tem alguma direcção específica para o paciente sobre a utilização, armazenamento e via de administração, etc.

Apenas para uso externo: Este nível deve ser aplicado a todos os medicamentos semi-sólidos e sólidos destinados a uso externo, tais como, pomadas, cremes, pastas e pós para polvilhar.
Não ser tomado internamente: este nível pode ser utilizado em preparações que não são administradas pela boca nem utilizadas na pele.
Aquecimento por sonolência: O paciente deve ser avisado se o seu medicamento for susceptível de causar sonolência, tonturas.

Cumprimento por parte do paciente: Conformidade com tratamentos de saúde mental adequados, recomendados e prescritos. Significa simplesmente que uma pessoa está a seguir as ordens de um médico. A conformidade é mais provável quando há acordo e confiança relativamente ao prognóstico do diagnóstico médico.

O termo conformidade significa diferença e obediência elevando a autoridade da perícia médica. Em alternativa, a adesão ao aconselhamento médico refere-se a uma decisão um pouco mais informada e equitativa por parte de um consumidor de aderir a um tratamento médico adequado. Em qualquer caso, um tratamento de saúde mental não pode ser eficaz ou mesmo avaliado se um consumidor não seguir a ordem de um médico. Um tratamento de saúde mental que seja eficaz para uma doença pode não ser benéfico para outra e o diagnóstico pode evoluir com o tempo, complicando a questão do cumprimento.

Quando o paciente não segue as instruções dadas por um médico ou mencionadas a nível da utilização de medicamentos para curar ou controlar a doença, o paciente pode ser dito como não cumprimento. O termo não cumprimento ou não adesão inclui não só a terapia medicamentosa mas também o não cumprimento das instruções sobre outros aspectos de casos de saúde, tais como dieta, exercício e hábitos de beber e fumar.

Factores que afectam o cumprimento por parte dos doentes:

1- Sabor a Medicamentos: Os problemas de conformidade relacionados com o sabor dos medicamentos não se limitam às crianças. A objecção ao sabor dos preparados líquidos de cloreto de potássio é frequentemente levantada, alguns pacientes deixam de tomar o medicamento por este motivo.

2- Natureza da medicação: Complicação da velhice, onde a visão ocular e a destreza manual podem estar a cair, tornando a preparação do medicamento um factor importante em termos de cumprimento.

3- Administração de Medicamentos: Embora os pacientes tenham a intenção total de cumprir as instruções, podem inadvertidamente receber a qualidade errada dos medicamentos devido à medição incorrecta dos mesmos, à utilização de dispositivos de medição inadequados, ou à utilização incorrecta de medicamentos.

4- Efeitos secundários das drogas: Os efeitos secundários dos fármacos podem causar o não cumprimento. Por exemplo, os antidepressivos alpazolam pioram a sensação dos pacientes antes de qualquer efeito benéfico se realizar.

5- Falta de Educação dos Pacientes: A falta de educação do paciente é a principal razão para o não cumprimento. O paciente pode usar comprimidos como supositórios como uso de comprimidos .

6- Confusão Mental: Por vezes os pacientes ficam confusos mentalmente e podem esquecer-se de tomar uma dose ocasional de medicamento ou devido à perda de memória de poucos minutos.

7- Pobre nivelamento: Níveis mal escritos à mão são uma fonte importante de erro médico, uma vez que é difícil de ler para o paciente.

8- Gestão terapêutica complexa: há mais hipóteses de não cumprimento se um paciente receber mais de três preparações diferentes ao mesmo tempo. Na terapia com medicamentos múltiplos, pode haver um erro no momento da administração do fármaco.

Importância do Não-cumprimento:

Haverá falta de resposta terapêutica se a droga não for administrada atempadamente. Poderá iniciar a prescrição necessária para uma dose mais elevada ou, em última análise, uma reavaliação do diagnóstico.

1- Se o paciente não completar o curso a curto prazo dos antibióticos, geralmente não importa tanto clinicamente.

2- O não cumprimento da terapia com medicamentos anticonvulsivos resulta em apreensões descontroladas que podem causar a morte.

3- A não ingestão de uma única dose de pílula contraceptiva pode resultar numa gravidez indesejada.

4- A sobredosagem de medicamentos pode causar sérios riscos para a saúde. por vezes, o paciente toma duas ou três doses simultaneamente, assumindo que obterá um melhor alívio ou que obterá alívio mais rapidamente, o que pode resultar em efeitos tóxicos graves.

5- Algum incumprimento pode resultar de administração inadequada ou da utilização de um medicamento para o fim errado. O problema é a forma rectal, vaginal das doses.

6- O não cumprimento na população pediátrica é limitado e complicado, uma vez que os pais são normalmente responsáveis pela administração de medicamentos.

7- O não cumprimento na população pediátrica é limitado e comparável ao da população adulta e varia entre 7 a 89% para medicação de curto prazo e aguda e 11 a 83% para doença crónica de longo prazo.

O papel do farmacêutico na melhoria do cumprimento

1- Geralmente, os médicos têm a oportunidade de interagir directamente com o paciente e dar explicações adequadas sobre a terapia medicamentosa. A comunicação eficaz encorajará o cumprimento.

2- O farmacêutico tem uma oportunidade particularmente melhor de encorajar o cumprimento, uma vez que os seus conselhos acompanham a distribuição efectiva dos medicamentos e é geralmente o último a conseguir que o profissional de saúde veja o paciente antes do momento em que o medicamento deve ser utilizado.

3- Além disso, o doente acha mais fácil estabelecer um relatório com o farmacêutico e isto reflecte-se em muitas ocasiões em que um doente pergunta a um farmacêutico sobre a sua doença e medicação.

4- O farmacêutico deve transmitir a informação de uma forma que o doente possa facilmente compreender. A linguagem comum e os termos gerais devem ser utilizados de uma forma que seja tranquilizadora e não ameaçadora.

5- A conformidade pode ser melhorada reduzindo o número de doses a tomar num dia e calendarizando as doses para se adaptarem à rotina diária do paciente.

6- O farmacêutico pode também fornecer diferentes técnicas de administração de medicamentos e ajudar na escolha de um produto líquido de teste de massa para o paciente.

7- A conformidade pode ser melhorada através da educação dos pais ou dos pacientes sobre os seus medicamentos.

Factores que levam ao incumprimento por parte dos doentes:

Não cumprimento por parte do paciente: Em muitas condições tem sido observado que os medicamentos não são utilizados pelo paciente de uma forma adequada para obter o máximo de benefícios e segurança. Embora o termo "não cumprimento" sugira normalmente uma falha do paciente no uso adequado do medicamento. Tem-se observado que em muitas ocasiões as instruções dadas pelo médico ou farmacêutico não foram devidamente comunicadas ou compreendidas pelos pacientes.

Factores que levam ao incumprimento por parte dos doentes:

1- **Terapia com medicamentos múltiplos:** é acordado que quanto maior for o número de medicamentos que um paciente está a tomar, maior é o risco de não cumprimento. Muitos pacientes geriátricos estão a tomar cinco ou seis ou mais medicamentos várias vezes ao dia em momentos diferentes.

2- **Efeitos secundários das drogas: Os** efeitos **secundários** dos fármacos podem causar o não cumprimento. Por exemplo, alprazolam e antidepressivos fazem o doente sentir-se antes de se realizar qualquer efeito benéfico.

3- **Custo da medicação: O** não cumprimento ocorre frequentemente com o uso de de medicamentos que têm um custo relativamente baixo. O paciente pode estar ainda mais relutante em utilizar toda a qualidade prescrita de agentes mais caros.

4- **Administração de Medicamentos:** Embora o paciente possa pretender cumprir integralmente as instruções, pode receber a qualidade errada dos medicamentos devido à medição incorrecta de medicamentos e à utilização de dispositivos de medição inadequados, à utilização incorrecta de medicamentos.

5- **Terapêutica complexa:** Há mais hipóteses de não cumprimento se um paciente receber mais de três preparações diferentes ao mesmo tempo. Na terapia com medicamentos múltiplos, pode haver um erro no momento da administração do medicamento.

6- **Importância da terapia medicamentosa:** Uma das principais razões do não cumprimento é que a importância da terapia medicamentosa e a consequência potencial é que a medicação não é utilizada de acordo com as instruções. Não tem sido impressionado pelo paciente.

Níveis de aconselhamento: Está a ter alguma orientação específica para o paciente sobre a utilização, armazenamento e via de administração, etc. O nível de aconselhamento deve ser escrito em caixa. A advertência deve ser escrita a vermelho.

"Apenas para uso externo" - Este nível deve ser aplicado a todos os medicamentos semi-sólidos e sólidos destinados a uso externo, tais como, pomadas, cremes, pastas e pós para polvilhar.

Não deve ser tomado internamente - este nível pode ser utilizado em preparações que não são administradas pela boca nem utilizadas na pele.

Aviso de sonolência - O paciente deve ser avisado se o seu medicamento for susceptível de causar sonolência

Potenciais interacções com alimentos ou bebidas, medicamentos em que a absorção melhora se tomados antes dos alimentos.

Causas de utilização - A preparação que pode produzir efeitos invulgares.
Alguns níveis de aconselhamento são

For external use only

Not to be taken internally

Warning : May cause drowsiness

Warning: Avoid alcoholic drink

Avoid exposure of skin to direct sunlight

2. Folhetos de Informação ao Paciente: Folhetos de informação ao doente são utilizados para informação para ajudar o doente e os seus cuidados. Fornecem a informação i8 sobre a eficácia e segurança de um medicamento. A prestação de informação de boa qualidade ao doente destina-se a complementar e não a substituir e aconselhar o doente por profissionais de saúde.

Os panfletos informativos são normalmente contidos:

1- Nome comercial e genérico e descrição do medicamento.
2- A forma de dosagem, via de administração e duração da terapia medicamentosa.
3- Indicação para a qual o medicamento está a ser tomado.

4- Duração especial para utilização pelo paciente.
5- Os efeitos secundários comuns ou graves.
6- Técnicas de autocontrolo da terapia com fármacos.
7- Condições de armazenamento adequadas.
8- Informação sobre as interacções e contra-indicações terapêuticas, etc.

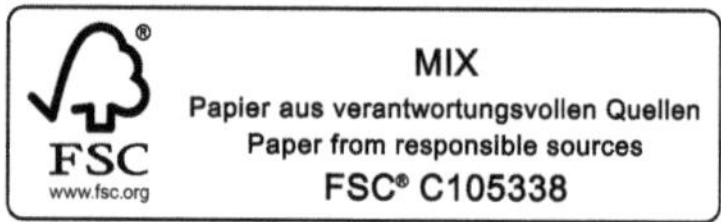

Printed by Books on Demand GmbH, Norderstedt / Germany